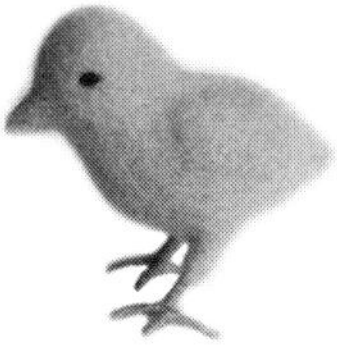

神さま、なんで？

病院の子どもたちと過ごす日々

久保のどか［著］

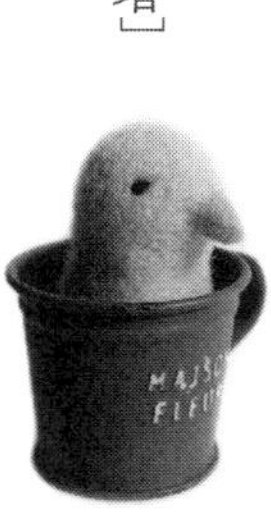

いのちのことば社

神さま、なんで？／目次

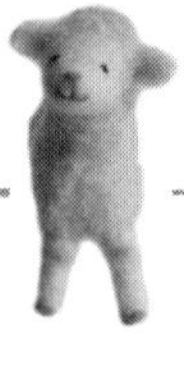

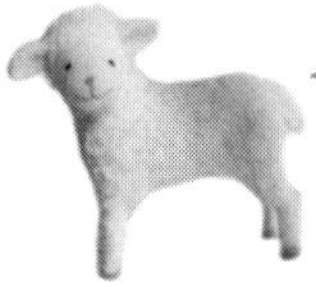

推薦のことば

淀川キリスト教病院チャプレン　**藤井　理恵**

現在、スピリチュアルペインとそのケアについては、医療をはじめ多方面で関心が高まっており、病院関連では主に終末期の患者におけるスピリチュアルケアの研究や議論がなされているところです。しかし病気の子どもたちにおいては、これらが取り上げられる機会は少なく、このことを残念に思っていました。このたび、長年子どものスピリチュアルケアに携わってこられた久保のどかさんの著書が出版されることとなり、心待ちにしていた一人としてたいへん嬉しく思っています。

淀川キリスト教病院に入院している子どもたちの多くは、小児病棟（急性期）と子どもホスピス（レスパイト、緩和ケア）で過ごしています。

著者の久保のどかさんは「臨床パストラルカウンセラー」として、入院中の子どもたちやご家族に寄り添い、そのたましいのケアに携わっておられます。

「パストラル」ケアとは、パスター（pastor）〔羊飼い、牧師〕が羊の世話をするように人々をケアするところからきた言葉で、イエス・キリストのあり方、「わたしは良い羊飼い」（ヨハネ福音書一〇章一一節）に基づいています。

人は、神によって創《つく》られ、生かされている尊い存在です。しかし私たちは多くの時をdoの世界で生き、doによって評価される自分に価値を置いているため、存在beそのものの価値を見失っています。ですから、病気や苦しみによりdoを失ったとき、beでしかない自分に価値を見いだすことが難しくなります。ときにその痛みが、自分の存在を否定する思いにまで人を追いつめることもあります。「だれの役にも立たない自分に生きる意味はありません……」と。しかし人は、価値あるbeそのものとして神に愛され、どこまでも肯定されている存在です。

臨床パストラルカウンセラーは、このキリスト教の立場に立ち、イエス・キリストの視点で心やたましいに痛みや苦しみをもつ人々に関わります。

久保さんが関わる病気の子どもたちも心やたましいに痛みをもち、それは様々な形で訴えられています。けれども、忙しい医療の現場では、それらはときに気づかれないまま、置き去りにされる現実もあります。

この書には、子どもたちに寄り添いながら、様々な場面で表されてくるたましいの痛みや、置いてきぼりにされそうな子どもの心を一つずつ丁寧にくみ上げながら、ごまかさずに真摯に向き合い、関わる久保さんの姿があります。

しかし、人が人に関わろうとするとき、そこには限界があり、人は無力感を抱きます。「神さま、なんでなん？」「祈ったところでどうにもならない」「子どもの病気を受け入れることなんてできない」……子どもや親たちの問いに向き合い、打ちのめされながらも、久保さんがたどり着いたのは、「私たちがどうあろうとも、神さまが私たち一人ひとりのことを、命を捨ててもよいほどに大切に思っておられることだけは知っている」（一三三頁）ことでした。久保さんはこの神さまへの信頼のもとに立ち、そのメッセージを携えて、たましいの痛みをもつ人たちのそばにあり続けようとしています。

行き場のない思い、怒り、様々な問いかけをもつ子どもたちの全存在を受けとめて支えておられる神さまに祈りつつ、子どもたちの傍らにとどまり続ける久保さんの姿から、子どもたちは、弱い人間の背後にある神さまの確かさを受け取っているのでしょう。限界や無力さの中で、それを超える存在に自らをゆだねる道を知らされていくのでしょう。

たましいの痛みを抱えながら過ごす子どもたちが、久保さんの存在を通して示される神さまのまなざしの中で、与えられたいのちを精いっぱい生きる姿は、私たちをいのちや生きることへの思いに導いてくれます。そして、その尊さを心に深く刻んでくれます。

本書を手にする私たちおとなも、ここに登場する子どもたちと同じようなたましいの痛みや問いを抱えながら過ごしている人間です。きっとこの書を読み終えたとき、私たちも神のまなざしの中で「生きよ」と願われ、その存在そのものが神さまの喜びになっていることに気づかされ、心が満たされていることでしょう。

読者の皆さんへ

私はこれまで病院という場所で、多くの子どもたちと出会ってきました。子どもたちは病気や怪我をして、入院や通院をしながら治療や検査やリハビリなどをがんばっています。

私が働く淀川キリスト教病院は、キリスト教を土台とする「全人医療」を、医療理念として守っています。全人医療とは、「からだとこころとたましいが一体である人間（全人）にキリストの愛をもって仕える医療」です。私たちは、キリスト教の人間観を基にして患者さんの治療や支援を目指しているのです。

私は、臨床パストラルカウンセラーというキリスト教信仰に立つ者として、患者さんやご家族のこころとたましいの痛みに寄り添う働きを担わせていただいています。キリスト教では、人は神によって創られ、いのちを与えられた存在であり、だからこそ存在そのものが尊いと語られます。ですが、人は生きるなかで様々なこころの痛みや身体の痛みを経験します。そのような痛みは自分自身の存在に対する、また、いのちに対する「どうして？」という問いや苦悩となるのではないかと思います。それは私たちのたましいの痛みであると私は思っています。だれもが経験する痛みなのではないでしょうか。そして、病気や障がいのある子どもたちもたましいの痛みを経験していると思うのです。

病院で出会う子どもたちと共に過ごすなかで、そのようなたましいの痛みを教えてもらうことがあります。そして、その子どもたちを優しく見つめながら彼らの「生きる」を支えておられる神さまのまなざしにも出会ってきたように私は感じています。

1 「死ぬのって怖いよな」

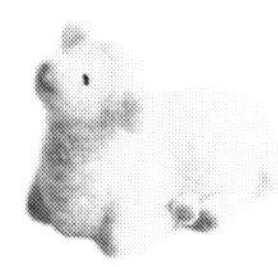

A君は少し落ち着きのない小学生でした。プレイルームで急に大きな声を出し、笑い出すと止まらなくなる様子が見られました。病棟スタッフから、A君は今日特に感情の起伏が激しいということと、A君の感情が不安定なのは、前日に隣の病室の子が急変をして医療スタッフの出入りがあったことが関係しているかもしれないということを聞きました。

それで、A君のお部屋を訪ねてみました。A君が「折り紙をしよう」と誘ってくれ、二人で折り紙をして遊ぶことにしました。

しばらく黙って折り紙をしていると、A君がポツリと言いました。「死ぬのって怖いよな」と。私はA君に尋ねました。「昨日、隣のお部屋で急変したお友だちの様子を見たの？」と。A君はそうだと教えてくれ、そのとき「死ぬのは怖い」と思ったというのです。

そこで、私は神さまのことや天国のことをA君にお話ししました。

「私たちは神さまにいのちをもらった存在で、この地上でのいのちが終わると天国に行くと私は信じているんだ。天国には神さまがいて、怖い場所ではないと私は思っているよ。天国には、悲しみがなくて、死もない場所だって聖書に書いてあるんだよ。だから天国はきっと楽しい場所だと私は思うんだ。」

私の話を聞いたA君は言いました。

「天国でもゲームはできるんかな？」

天国ではすべての重荷から解放されて自由にされるのだと信じていた私は、A君のこの言葉に対してこう答えました。

「天国は、私たちがゲームの中に入ったみたいに空を飛んだり、高くジャンプしたりもできるんじゃないかなぁと思うよ。」

A君は笑顔になり、「へー！ そうなんや」と、少し安心した様子でした。そして、「でも、それって信じる人もおれば、信じない人もおるんちゃう？ 僕のお母さんは信じへんと思うわ」と正直な気持ちを語ってくれました。

そのようなやりとりがあった次の日、A君は、迎えに来てくれたお母さんと一緒に退院していきました。

入院している子どもたちは、家族から離れ寂しさを感じながら、日常生活では特別意識しなければ向き合う機会が少ない「いのち」や「死」という生々しい現実の中に置かれます。聞き慣れない医療機器の音や、他児の泣き声に囲まれ、本人には、なぜ必要なのかが十分に理解できないまま治療や処置が進んでいくこともあります。それで、子どもたちにとって病院は安心できる場所というよりも、身の危険を感じることの多い場所なのです。

そのような場所で起きた他児の急変は、A君にとって、こころの準備をする間もなく「いのち」や「死」と向き合わされるような衝撃的な出来事だったのでしょう。そして、「死」という得体のしれない現実をどう受けとめたらよいのかわからず恐怖に感じたのかもしれません。その恐怖がA君の不安定な状態に表れたのではないかと私は思います。

病院を訪れる子どもたちは、言葉では表しきれないたくさんの不安や疑問をもちながら過ごしていきます。そのような彼らにとって、遊ぶことやだれかにお話を聞いてもらったり、おしゃべりをしたりすることは、「生きること」につながるとても大切な営みです。

以前、小児病棟の看護師さんが、「子どもにとって〝遊ぶこと〟は〝生きること〟なんですよ」と教えてくれたことがあります。本当にそのとおりだと思いました。子どもたちは、遊びの中や、おしゃべりをしながら、こころにもっている気持ちや疑問を不意に見せてくれたり、投げかけてきてくれたりします。そのような子どもたちのこころが置いてきぼりにされるのではなく、少しでも受けとめてもらえますように、と祈ります。こころを受けとめてもらう小さな体験を重ねていくことを通して、子どもたち自身が自分の気持ちを置いてきぼりにせず、向き合い、大切に受けとめていくことができればと願っています。

あの日、折り紙をしながらした天国についての会話が、A君の恐怖を和らげられるお話であったのかどうか、A君の気持ちをしっかりと受けとめることができたのかどうかはわかりません。しかし、それでもこれからを生きていくなかで、「生きる」の先にある「死」は恐怖ではなく、神さまの天国へとつながっているのだという思いがA君の内にほんの少しでもとどまってくれたらよいなと心から願い祈りました。

「また私は、新しい天と新しい地を見た。……
『見よ、神の幕屋が人々とともにある。
神は人々とともに住み、人々は神の民となる。
神ご自身が彼らの神として、ともにおられる。
神は彼らの目から
涙をことごとくぬぐい取ってくださる。
もはや死はなく、
悲しみも、叫び声も、苦しみもない。
以前のものが過ぎ去ったからである。』」　（ヨハネの黙示録二一章一節a、三節b）

2 おしいれのぼうけん

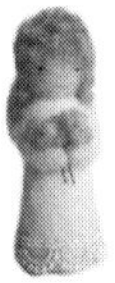

小学生のB君は、生まれつき障がいのあるお子さんでした。治療のため数か月の入院が必要でしたが、いつもニコニコとしていて、明るい性格で病棟の人気者でした。入院中、嫌な思いをすることも多々あったと思いますが、いつも嬉しそうな笑顔で病棟スタッフや私にも声をかけてくれました。なので、B君の周りでは笑い声が絶えませんでした。

あるとき、B君は〝おしいれのぼうけんごっこ〟にはまっていました。『おしいれのぼうけん』は、病棟に設置されていた絵本棚に置かれていた絵本です。

内容を少し説明しますと、保育園に通うあきら君とさとし君が先生に叱られて、押し入れに閉じ込められてしまい、押し入れの中で二人は大冒険をして恐怖に立ち向かっていくという物語です。その中に、真っ暗な中で怖がるあきら君にさとし君が手を伸ばして、押し入れの上と下で手を握り合うという場面が描かれています。B君は特にその場面が好きで、ごっこ遊びとして私と二人で毎日繰り返し演じていました。その遊びを何度も何度も繰り返すので、私はさすがに疲れてしまうのですが、B君は嬉しそうに繰り返しその場面を演じていました。

そのときの入院で、B君はベッド上安静が必要な状況が続き、元気がなくなることもありましたが、その状況にも耐え、無事に笑顔で退院していきました。

数か月後のある日、救急外来から私に一本の電話がかかってきました。「B君という小学生の患者さんを知っていますか？　救急で搬送されてきたのですが、ご本人が久保さんに来てほしいと言っています。すぐ救急外来まで来てもらえますか？」と言われ、驚きました。

救急外来に行くと、B君は医療スタッフに囲まれて横たわっており、表情は非常に硬くて、処置されることを全力で拒否している状況でした。医療スタッフによると、B君は、久保さんが来たら処置を受けるということを約束したのだそうです。ですが、久保さんが登場したところで嫌なものは嫌です。B君は泣きながら、処置されることを拒否し続けました。結局、小児科のドクターに諭されて処置を受け、事なきを得ました。

結局、私は何もできなかったので、申し訳ない気持ちと「なぜ、B君は私を呼んだのだろうか？」という疑問がこころに残りました。しばらく考えて思い出したのが、〝おしいれのぼうけんごっこ〟でした。救急外来で医療スタッフに囲まれたB君は、暗い押し入れの中に閉じ込められ、恐怖と戦っていたあきら君の心境と自分を重ねたのかもしれない、と私は思いました。そして、ピンチの中で手を握ってくれる仲間がいたら、この怖い状況を乗り越えられるかもしれないと無意識的に期待したのかもしれません。

そう思い至ってさらに気づかされたのは、入院して治療を受けるという日々もB君にとっては、大きなピンチの時であったのだということでした。いつもニコニコしていましたが、数か月の入院生活、治療は大きなストレスで、日々不安や恐怖を抱いていたに違いありません。B君にとって、入院中の〝おしいれのぼうけんごっこ〟は、不安や恐怖を何とか対処しようとする無意識のこころの作業であったのかもしれません。

病院を訪れる子どもたち、入院している子どもたちのこころは想像以上に不安と恐怖でいっぱいになっています。たとえ笑顔で過ごせていても、です。

入院中の子どもたちは、大人の医療者たちや、病院スタッフたちが言うことやすることに対して受け身でいることを強いられることがたくさんあります。大きな恐怖と直面しながら受け身でいる彼らは、思いどおりにならない悔しさや心細さを何度も体験して、ときには自信をなくしてしまいます。さらに、そのことをなかなか言葉では言い表せないもどかしさもあるでしょう。言葉で表現できない分、こころの中で「なんで？　どうして？」と問い続けている子どもたちもいます。そのような問いは、入院中子どもたちが経験するたましいの痛みであると私は思っています。そのことを子どもたちに寄り添う大人は忘れてはいけないと、B君との関わりを通してあらためて学ばせてもらいました。

しかし、私たちにできる寄り添いには限界があるというのも事実です。何より覚えていたいことは、神さまが子どもたちに寄り添い続け、ピンチの時にしっかりと手を握っていてくださるということです。

そのことに信頼し、祈りつつ、子どもたちのこころに少しでも寄り添いたいと願う者でありたいと思います。

「わたしがあなたの神、主であり、
あなたの右の手を固く握り、
『恐れるな。わたしがあなたを助ける』
と言う者だからである。」

（イザヤ書四一章一三節）

3 おさるのジョージ ぐるぐる巻き事件

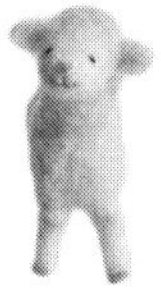

保育園に通い始めたC君は、赤ちゃんのころから何度か入院をして治療を続けていました。自己主張がしっかりとできる活発な印象のお子さんでした。動きたくて仕方ありませんでしたが、治療のため、ベッド上安静が必要でした。ベッド上で静かに遊ぶということはC君と病棟スタッフとのお約束でしたが、そのお約束が守れず看護師さんから注意される場面が何度かありました。「事件」が起きた前日にもそのお約束のことで私とも話し合いがあり、C君は怒ってイライラが溜まっている様子でした。

その日、C君は安静に過ごすために、毎朝病棟で行っているキッズタイム（絵本、お祈り、工作の時間）には参加できませんでした。キッズタイムの時間がとても好きで、毎日のように参加してくれていましたので、私は残念に思いながらも、集まれる子どもたちと一緒にプログラムを始めました。いつもどおり、お歌を歌っていると、驚いたことにC君がものすごく怒った様子でプレイルームにやって来たのです。そして、腰に手を当てて大きな声で言いました。「久保さん！　どうしてよー!!」と。プレイルームから聞こえてくる歌声に気づいたC君は、自分抜きでキッズタイムが始まったことに驚き、久保さんが迎えに来なかったことに腹を立て、居ても立ってもいられず、ベッドを抜け出してプレイルームまでやって来たのでした。(怒鳴り乗り込んできたという感じでした。)

結局、怒った状態のC君をベッドに戻すことは無理だという判断で、看護師さん同伴のもとキッズタイムに参加することになりました。無事キッズタイムに参加できたC君の怒りは徐々におさまった様子で、最後の工作の時間までを過ごし、看護師さんと一緒にベッドに戻って行きました。

キッズタイムが終わり、ホッとしながら片づけをしていると、スタッフから「久保さん、C君が呼んでいますよ」と声をかけられました。私は片づけをすませてベッドサイドに行き、声をかけました。するとC君は、困ったような、何かを言いたいけれど言えないでいるような、何とも言えない表情をして、私の顔を黙って見つめました。C君のそのただならぬ表情に「どうしたのだろう？」と不思議に思って見ていると、

C君がふいに目線を何かに向けました。その目線を追うと、そこにはDVDプレイヤーにテープでぐるぐる巻きにされたおさるのジョージのぬいぐるみがいたのです。その光景に私は一瞬たじろいでしまいました。でも、大きな声を出してはC君のこころが乱れてしまうと思い、「なるべく冷静に穏やかに」と自分に言い聞かせながら、こう言いました。「ジョージ、なんだかかわいそうだね」と。すると、C君は自分から、おさるのジョージのからだにぐるぐると巻きついていたテープをほどき始めたのです。無言でテープをほどいているC君の表情はとても真剣でした。この作業に私が入ってはいけない、神さまとC君との大切な時間のような気がしたので、黙って見守ることにしました。

ジョージに巻きついていたテープを全部ほどき終わったとき、C君は、「は〜！」と大きなため息をつき、笑顔になり、ジョージとハイタッチをしました。C君の大きなため息から緊張が伝わってきました。と同時に、「あー！ このぐるぐる巻きのジョージはC君自身だったのだ」と思いました。「動いてはダメ」「ベッドでDVDを見ていて」と繰り返し言われていたC君のこころは、DVDにぐるぐる巻きにされたあのジョージの姿だったのでしょう。動くことを制限されることはC君にとってはとてもつらいことで、そのこころはとても傷ついていたのです。そして、その傷ついた気持ちを自分では受けとめきれないでいたのではないかと思いました。

傷ついたこころはだれかに受けとめてもらわないと自分では受けとめることができません。C君は痛むこころをそのままだれかに受けとめてもらう必要があったのです。私は、治療のための安静を必要なことだとC君にお話ししていましたが、彼のこころには寄り添えていなかったと気づかされ、反省しました。

この「事件」を通して、人は、自分をそばで見守っていてくれる存在がいることで、自分のこころと向き合うことやこころを解放させていくことができるのだとC君からあらためて教えてもらいました。そして、神さまのまなざしとは、「あなたにこうあってほしい」ではなく、「そのままのあなたが大切」という思いとともに向けられる温かいまなざしであり、この神さまの思いが人を重荷から解放してくれるのだと学ばされました。

数年後、C君が久しぶりに会いに来てくれました。お母さんが「今日はどうしても久保さんに会いたい」と言って、外来受診後に会いに来たのだと教えてくれました。

少し大きくなったC君はもじもじしていましたが、こう教えてくれました。「悲しいことが二つあった」と。聞くと、数か月前におじいちゃんが亡くなられたのだそうです。C君は悲しかったけれど、おじいちゃんとのお別れはしっかりできたと話してくれました。「C君は、しっかりと自分のこころと向き合いながら成長しているんだ。あのジョージぐるぐる巻き事件の時も、おじいちゃんとのお別れを経験するなかでも、きっと温かいまなざしがC君に向けられていたのだ。神さまがC君を見守っていてくださるのだ」と思い、私は安心感に包まれました。そして、神さまがこれからも引き続きC君のこころに寄り添い、今後の成長を導いてくださいますようにとこころの中で祈りました。

大人が思う以上に大きな不安とストレスを感じながら入院生活を過ごす子どもたち、そんな彼らのこころが置いてきぼりにならないようにと願いますが、子どもたちのこころを十分に理解することも、寄り添うことも私にはできません。ですが、いのちを与え、支えていてくださる神さまが、子どもたち一人ひとりのこころもからだもたましいもまるごとぜんぶを受けとめていてくださる、成長を導いてくださる、そのことに信頼して子どもたちのこころを少しでも受けとめる器となれるように関わっていきたいと願います。

「イエスは……言われた。『あなたがたは、わたしのことばにとどまるなら、本当にわたしの弟子です。あなたがたは真理を知り、真理はあなたがたを自由にします。』」
（ヨハネの福音書八章三一～三二節）

4 子どもたちの「どうして？」

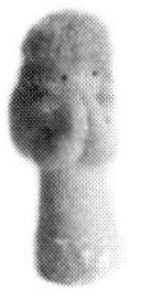

子どもたちと過ごすなかで、「どうして？」という問いをしばしば投げかけられます。その「どうして？」は、彼らのたましいの痛みと深くつながっているように私は感じています。

〈D君〉

保育園に通っているD君は、小さいころから入退院を繰り返していました。そのとき、D君は退院して数日後、症状が悪化して再び入院しないといけなくなりました。D君のベッドサイドを訪ねると、その顔には涙の跡残っており、うずくまっていました。声をかけると、D君は私の膝の上によじ登り、泣きながら言いました。「神さまはどうしてこんなことするの？」と。D君の涙ながらのこの訴えに私は胸が締めつけられる思いでした。D君の、悔しさや不甲斐ない気持ちがたくさん詰まった「どうして？」の問いかけは、D君のたましいの痛みだと思いました。D君のたましいの痛みに対して、私はどうしてあげることもできず、「D君、悔しいよね。でもね、神さまはD君に意地悪をするような神さまじゃないと私は思うよ。神さまはD君のことが大好きなんだよ。神さまはD君の身体を支えて守っていてくださるよ」と、D君を抱っこしながらお話しするのが精いっぱいでした。

D君はその入院中、ポツリとこう言いました。「天国に行きたい」と。その言葉に驚いた私は、どうしてそう思うのか尋ねました。「だって、天国ではずっとママと一緒にいられるから」と答えてくれました。幼いころからキリスト教病院に何度も入院しているD君にとって、神さまは身近な良い存在で、天国は良い場所だと想像していたのかもしれません。でも、だからこそ「良い存在であるはずの神さまがいるのに、どうしてしんどいことばかりが起こるの？　どうして、またママと離れて入院しないといけないの？」と問い続けていたのかもしれないと思いました。

D君のこの問いへの答えは、すぐに見いだせるものではありません。この先も症状が悪化するときに、D君のこころに繰り返し迫ってくるかもしれません。それでも、

「どうして？」をぶつけられる神さまがいる、「どうして？」と問うD君のまるごとすべてを受けとめてくださる神さまが、D君の「生きる」を支えてくださいますようにと祈りたいと思います。

〈E君〉

個室での入院生活が続いている小学生のE君を夕方訪ねました。E君はこうお話ししてくれました。「入院してからずっと不安があります。この時間になると、なんで家に帰れないんやろ？　って思うし、なんで病気になったんやろ？　なんで病室から出られないんやろ？　って思う。お医者さんから『変わりない？』とか、『元気になってきたよ』って言われるから、僕も『元気です』ってふつうに答えるし、身体は確かに元気になりましたけど、不安な気持ちはずっとあるから、本当は元気じゃないんです。気持ちが元気じゃないから、僕は本当は元気ではないんです。そのことをわかってもらいたいんです。でも、先生や看護師さんたちには言えない。不安の呪いはずーっと抜けない。何をしていても抜けない。この呪いは、実際に家族に会って、家族にタッチしないと消えないいんです」と。

E君が入院中抱えていた不安は、彼にとっては〝呪い〟と表現するほどの強烈で重たいものでした。その不安の中で「なんで？」と問い続けていたのです。お話を聞きながら、E君の必死さが強く伝わってきました。

E君の言葉は、人はからだとこころとたましいが一体である存在なのだということをあらためて教えてくれました。私たちのからだの痛みやこころの痛みは、たましいの痛みと深くつながっているということを深く考えさせられる言葉でした。

数週間の治療をがんばり、無事に終えたE君は、笑顔で退院していきました。この先の人生を歩むなかで、E君が、不安の呪いにかかったと感じてしまうことが再び起こるかもしれません。でも、E君にいのちの息を吹き入れてくださった神さまが、その歩みを導いてくださいますように、神にのろわれた者となって木（十字架）にかけられ、私たちを罪から救い出してくださったイエスさまが、E君とともにいて、その歩みを支えていてくださいますように、お祈りしています。

〈Fちゃん〉

入院を繰り返し、治療を続けていた小学校高学年のFちゃんは、入院中、キリスト教の院内放送を聴いていました。退院の日、お部屋を訪ねると、とても真剣な表情でこう言いました。「久保さん、イエス・キリストはどうして十字架にかからないといけなかったんですか？　十字架ってすごく惨いイメージがあるでしょ？　なんで何も悪いことをしてなかったイエス・キリストが、そんな怖い、惨いめに遭わないといけなかったの？」と。私は驚きましたが、Fちゃんがキリスト教のメッセージを深く、真剣に受けとめようとしてくれていることに感動しました。私はFちゃんに、イエスさまの十字架のこと、十字架を通して与えられる神さまのいのちのことなどをお話ししました。Fちゃんは、とても真剣なまなざしで聴いていました。そして、「イエスさまはFちゃんに『生きてほしい。一緒に生きよう』って言ってくださってると私は思うよ」と話すと、Fちゃんの表情がパアッと笑顔になり、こう言いました。「わ〜！イエスさま、ありがとうございます！　私、思ったんだけどね、病院のマークって十字架と似てますよね。イエスさまが生きてほしいって願っているから、病院のマークは十字架と同じなんじゃない？」と。

そのFちゃんの言葉に、私はあらためてハッとさせられました。入院を繰り返しながら治療を続けているFちゃんは、入院するたびに、たくさんの「どうして？」と向き合い続けてきたのかもしれないと思いました。Fちゃんは「どうして自分は入院を繰り返して治療をしないといけないのだろう？　どうして私が？」そのようなたましいの痛みと向き合い続けてきたのかもしれないと私は思いました。そして、入院中放送を通して聞こえてきたイエス・キリストの十字架と復活のメッセージを、Fちゃんは自分自身の「どうして？」と重ねながら聴き、病室のベッドで深く考えていたのではないでしょうか。

Fちゃんがこれからを生きていくなかで、今後も様々な「どうして？」と向き合わされるかもしれません。それでも、十字架を背負われ、復活されたイエスさまの「共に生きよう」と言われるその言葉が、Fちゃんのこころに優しく響きますように、イエスさまがFちゃんを支えていてくださいと祈らずにはいられません。

「神が御子を世に遣わされたのは、世をさばくためではなく、御子によって世が救われるためである。」
（ヨハネの福音書三章一七節）

5

「かみさまー!!」

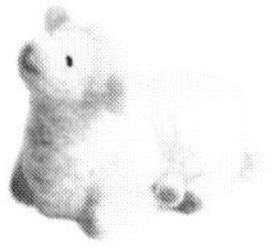

淀川キリスト教病院こどもホスピス病棟には、緩和ケアの目的で来る子どもたちがいます。小学生のG君も緩和ケアの目的で病棟に来てくれました。

G君との出会いを思い返してこころに浮かぶのは、初めて会ったときのG君の少し緊張したような表情です。二度目の入院時、お昼前にG君のベッドサイドで絵本を読んでいると、突然私のおなかが鳴ってしまったことがありました。私が思わず、「あ、おなか鳴った」と言うと、G君は笑い出しました。それからG君は唐揚げが好きなのだとお話ししてくれました。二人で食べ物の話題で盛り上がり、余計におなかが空いたことを今もよく覚えています。そのとき、G君とこころが打ち解けたように感じた大切な思い出です。

病棟にもなじんできたG君は本当によく笑い、よく歌を歌ってくれました。折り紙や制作が好きで、作った作品を私たちにプレゼントしてくれることもありました。さらに、病棟スタッフのお誕生日を覚えて手作りの作品をサプライズで贈ってくれたこともありました。とっても明るくて人懐こいG君は、たくさんの人たちとの交流を楽しんでいました。いつも大きな声でおしゃべりをしてくれるG君でしたが、ときどき車いすに座って一人で窓から空を眺めている姿を見かけることがありました。その後ろ姿を見ながら、G君のこころの中には、言葉では表現できない葛藤や疑問があるのではないかと感じました。

あるとき、G君とおしゃべりをしていると、神さまの話題になりました。私は毎日神さまにお祈りをしているということを話したと記憶しています。「お祈り」ということを「神さまにお話をする」と表現し、神さまは私がお話しする声をいつも聞いていてくださると話しました。だから、G君のこころの声も神さまはちゃんと聞いてくれるし受けとめてくださるのだと伝えました。

私の話を聞いたG君は驚いた様子で、「えー!! 久保さん、神さまとお話しするの？」と言いました。そして、こう続けました。「ぼくも神さまにお話ししてみようかな……お話ししてみるわ！」そう言った後、窓の外に視線を向けて見ていたG君が、ビックリするくらい大きな声で「かみさまー‼」と叫んだのです。そして、上を向いて目を閉じてじーっと耳を澄ませていました。それから、「なんだい、僕は聞いているよ」と、G君は小さな声で言ったあと、笑顔でこう言いました。「かみさま、僕の声も聞いてくれたわ！」と。G君は、神さまに聞こえるようにと大声で名前を呼び、返事をする神さまのささやく声を一人二役で演じたのです。大真面目で一人二役を演じているG君のまっすぐな気持ちが愛らしかったのと、予想外の展開にビックリした私は笑い出してしまい、G君と二人で大笑いになりました。大笑いしながら、「これはG君と神さまがつながった瞬間だ！」と、私は感動しました。

「かみさまー‼」とその名を呼んだG君の声を、神さまはしっかりと受けとめてくださる、G君の「生きる」を神さまが支えてくださる、だから私はこの神さまにおゆだねしながら、G君と一緒に過ごさせてもらおうとの思いを新たにできた出来事でした。

G君と一緒に過ごすなかで、私は何度となく「神さま、どうしてですか？　どうしてG君が？」と葛藤し、悔しくて神さまに訴えました。また、G君の気持ちに寄り添うために自分には何ができるのだろうかと悩みました。葛藤するなかで、また祈るなかで、気づかされたのは、神さまは「G君のこころに上手に寄り添いなさい」と言うのではなく、「あなたはどこに立っているのか」と問われるということでした。〝私に何ができるのか〟ではなく、〝私がどうあるのか〟、私自身の生き方やいのちとどう向き合うのかを問われているように感じました。G君のいのちと向き合いたいと格闘しながら、私自身が神さまのいのちと向き合わされ、神さまのいのちにこころを向けながらG君と一緒に過ごさせてもらうように変えられていったように思います。

G君は、最期の時間を自宅でご家族と一緒に過ごし、天国へと旅立っていきました。G君は自宅で過ごしながら、私たち病院スタッフへ手作りのマスコット人形や折り紙をたくさん作ってくれていました。ご家族から手渡していただいたものは、G君の笑顔と同じニッコリ顔をした可愛いお人形でした。G君は大切な最期の時間、私たち病院スタッフのことにまで想いを寄せてくれていたのです。こころの中で葛藤や恐れを感じることもあったと思います。けれども、病院にいる私たちのことを思いながら折り紙を折り続け、チクチクと裁縫をする手を止めなかったG君の生きる姿を思うとき、ひまわりのようなその笑顔とイエスさまの言葉、「受けるよりも与えるほうが幸いである」（使徒の働き二〇章三五節）が私のこころに響きます。

「あなたを呼び求めます
神よ、わたしに答えてください。
わたしに耳を向け、この訴えを聞いてください。」

（詩編一七編六節、新共同訳）

6

「Hちゃんのこころは Hちゃんのものだから」

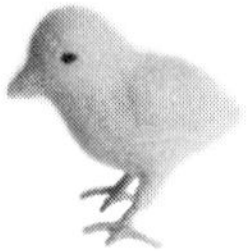

「出会いは必ず人のこころに足跡を残す」

以前、病院のチャプレンからそう教えていただきました。本当にそうだなと思います。病院で出会う子どもたち一人ひとりとの出会いを通して、私は神さまのまなざしや神さまのこころを教えていただいているように感じています。子どもたちとの出会いは、神さまを信じる私の「生きる」に大きな影響を与えてくれていると思っています。Hちゃんとの出会いも、私のこころに大きな足跡を残した忘れられないものです。

Hちゃんとは、主治医から紹介されて出会いました。Hちゃんは人工呼吸器を付けており、自分で思うように身体を動かしたり、お話ししたりすることはできません。私たちが見たり、聞いたり、考えたりしている日々の世界とは違う特別な世界を生きている子どもなのかもしれないと思いながら、ベッドサイドを訪ね、時間を共に過ごし始めました。「こどもバイブル」を少しずつ読み、お祈りをするのが日課となりました。一緒に過ごすなかで、Hちゃんが毎日をどんなふうに感じながら、どんなことを思いながら過ごしているのだろうか、Hちゃんの生きる世界はどんなだろうかと考えました。そう考えてみても、私には想像することしかできません。Hちゃんのこころを少しでも知りたいと思いながらも、何かができるわけではなく、Hちゃんとどのように関われればよいのかと悩む日々でした。

Hちゃんのベッドサイドには毎週支援学校の担任の先生が来て授業をしてくださっていました。私は、邪魔にならないように授業を見学させてほしいとお願いし、授業中のHちゃんの様子や先生の関わりを見せていただきました。授業中のHちゃんの様子はとても活き活きとして見え、とても驚きました。担任の先生とのやりとりを見ていると、Hちゃんのこころの動きがこちらにも伝わってくるようでした。Hちゃんが実は自分のことが大好きであることや、何にでも積極的に取り組むこと、とても頑張り屋であることなどを、少しずつ担任の先生から教えていただきました。授業は毎回とても楽しく、Hちゃんを囲んで担任の先生と一緒に大笑いすることもしょっちゅうありました。

あるとき、担任の先生に私がずっと思ってきたことを打ち明けてみました。「私はHちゃんのこころを少しでも理解したい、寄り添いたいと思うのですが、どうしたらもっとHちゃんのこころを知ることができるのでしょう?」とお話ししました。すると、こう言ってくださいました。「Hちゃんのこころは Hちゃんのものです。だれにもわかりませんよ。でも、想像しながら関わることはできるし、それで良いんですよ。Hちゃんは今こう思っているのかな? もしかしたらこんな気持ちかな? って想像しながら話しかけて関われば良いんですよ。Hちゃんは自分にこころを向けて関わってくれる人がいることを感じ取ると思うし、その関わりの中で久保さんとHちゃんの交流を二人で築いていけば良いのです。それが大切なんです」と。

先生の言葉に私は救われた気持ちがしました。人の心はその人のもの、そのとおりだと思いました。言葉でコミュニケーションを取るときにも相手の気持ちをすべて理解することはできませんし、さらに言えば、自分のこころであっても、その深みまで理解することは難しいのでしょう。人のこころはそんなに単純ではなく、自分でも簡単にコントロールできるものではありません。私たちのこころを知り、すべて受けとめてくださるのは父なる神さまです。そのことに気づかせてくださった先生の言葉でした。神さまがHちゃんのこころをその深みまで知って、つらい気持ちも、嬉しい気持ちも、悲しみの涙もちゃんと受けとめていてくださる、そのことをあらためて思い起こし、本当に安心しました。

このときの先生との会話をきっかけに、Hちゃんと一緒に過ごす時間がより楽しくなったように思います。一方的に私がお話しするのではなく、Hちゃんとこころのやりとりをしているような感覚で過ごすようになりました。そのようにすると、Hちゃんのベッドサイドを訪問しているうちに、同室のお子さんたちのお母さんがたともお話しする機会が増えていきました。そのような楽しい交流もHちゃんが築いてくれたのです。

その後、Hちゃんは他施設へとお引っ越しをしていきました。会えなくなったことは寂しかったのですが、Hちゃんは私のこころにしっかりと足跡を残してくれました。Hちゃんと過ごした時間を通して、私はとても大切なことを教えてもらいました。私は、どこまでも不完全で欠けのある者ですが、それでも、神さまがHちゃんのそばに私を置いてくださったこと、そして、子どもたちのこころのすべてを理解することはできなくても、その気持ちを想像しながら私たちのこころを寄せていくときに、目には見えない砂場のトンネルのような交流が築かれていくことを私は学びました。だれかに自分のこころを寄せていくことは、神さまへの祈りにつながっているのではないか、そのように私は思います。

「主よ　あなたは私を探り　知っておられます。
あなたは　私の座るのも立つのも知っておられ
遠くから私の思いを読み取られます。……
ことばが私の舌にのぼる前に　なんと主よ
あなたはそのすべてを知っておられます。」

（詩篇一三九篇一、二、四節）

7 子どもたちの怒り
（たましいの叫び）

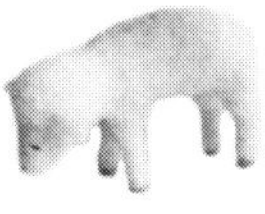

入院中、子どもたちは家族から引き離され、治療をしながら様々な思いを抱えています。家族や学校から離れることであらためて考えることもあると思います。そして、病院では特にいのちと向き合わされます。子どもたちにとって、考えていることやその気持ちを言葉として受けとめ、表現することはとっても難しいことだと思います。ですから、彼らのうちにあるいろいろな感情が怒りとして溢れてくることも当然あります。溢れてくる怒りも子どもたちのたましいの痛みです。

〈I君〉

I君は、入院を何度も繰り返している小学生でした。あるとき、治療とは関係のないことでとても怒っていました。怒りの原因はとても些細なことのように思われましたが、その出来事はI君の心を深く傷つけたようでした。彼はそのとき自分は大切に思われていないと感じて怒ったのだそうでした。

I君は病室に戻され、ひとりでいました。私はベッドサイドを訪ねてみました。I君はとても興奮した様子で訴えました。「僕はいつも後回しにされる。僕なんかおらんほうがいいんや！　僕なんかおらんくなればいいんや！」と。I君には、「自分は大切にされていない」と感じることがこれまでにもあったのでしょう。それが積み重なり、心を痛め続けていたのかもしれません。そして、今日起きた出来事を通してその思いが溢れ出てしまったのだろうと思いました。

私はI君に言いました。「I君は大切な人だよ。私にとってもI君は大切な人だよ。それに、I君にいのちを与えてくださった神さまがI君のことを大切に思っているんだからね！」　それを聞いたI君は、さらに興奮し、「そんなことない！　だれも僕のことなんか好きじゃないんだ」と怒りをあらわにしました。I君の興奮が収まらず大きくなっていくのを感じたので、私は「少しひとりで考えてね」と言って、一旦離れることにしました。I君とのやりとりを病棟のスタッフに報告し、一度そこから離れました。

その日の午後、再び病棟を訪ねると、プレイルームのテーブルで保育士さんと遊んでいるI君の姿がありました。私に気づいたI君は、笑顔で走り寄って来ました。I君のその笑顔にホッとしました。それから私も一緒に遊びに加えてもらい、しばらく時間を過ごしました。そのときのI君の少し恥ずかしそうな、午前中より少し幼くなったような様子がとても印象的でした。その表情から、彼に向けられた温かいまなざしに元気を取り戻すことができたのだとわかりました。病棟の医療スタッフや保育士さん、ボランティアさんたちの温かいまなざしです。

I君の家や学校での様子は私にはわかりませんが、彼は心の中で「自分は大切な存在ではない」と考えてしまう葛藤を持ち続けていたのだろうと思います。その葛藤が入院中の出来事をきっかけに溢れ出してしまったのでしょう。その思いはだれかに受けとめてもらう必要がありました。I君は病棟スタッフや保育士さん、ボランティアさんたちと過ごすなかで、「受けとめられた」を体験できたのでしょう。それがI君の安心と笑顔につながっていたのだと思いました。小さな「受けとめられた」の体験が「自分は大切な存在」への実感につながることを教えられました。

様々な葛藤や痛みを経験している子どもたちは、ときに自分の存在がだれかの迷惑になっていると感じます。そして、そのような自分には価値がないと思ってしまうこともあります。ふだん言葉にはできなくても、そのような思いを抱えながら過ごしている子どもたちもいるのです。入院中、治療に加えて、そのような心の葛藤、たましいの痛みを抱えている子どもたちが、小さな「受けとめられた」を少しでも体験できることを心から願います。それは、子どもたち自身も忘れてしまうような小さな体験かもしれませんが、子どもたちの「生きる」を支える栄養として彼らの糧になりますようにと祈ります。そして、人を超えた神さまの優しいまなざしが子どもたちの歩みの上に向けられ続けていることを覚えていたいと思います。

〈J君〉

J君は、初めて会ったときからとてもよくおしゃべりをしてくれる小学生でした。教会に行っているわけではないそうですが、イエス・キリストに対する自分の理解を語ってくれました。その深い理解に私はとても驚きましたが、二人でイエスさまトークをして盛り上がりました。

退院が近づいたある日、J君は泣きながら訴えました。「僕はみんなの迷惑になってるんだ。だから、退院するんでしょ？　みんな困ってる。僕なんかいなくなればいい。」　そして、自分でも気持ちをどう表現したらいいのかわからないと言いました。自分の抱える葛藤を自分でもどうしたらよいのかわからない、退院後の不安もある、J君のこころのタンクはいっぱいいっぱいになっていました。そして、J君は反抗的な態度で向かってきました。私はそばに座ってその訴えを聞きました。そして、「いのちは神さまがくれたんだから、私たちは自分のいのちを自分で決めたりはできないんだよ！」と、私もJ君に訴えました。喧嘩のような会話をしながらも少しずつお互いに落ち着いていきました。そのときはそれで落ち着きましたが、J君の抱えている葛藤は簡単にはぬぐえないものなのでしょう。その後も荒れたり甘えたりを繰り返しながら、退院の日まで過ごしました。

退院する日、J君は私とは口をきいてくれませんでした。それでも、荷物の整理をしながら、私と一緒に作って病室に飾っていてクタクタになってしまった紙皿のモビール飾りを「それは絶対に捨てない。持って帰る」と言い、荷物に入れていました。会話はなくても、それはJ君からのメッセージのように感じて嬉しかったのを覚えています。

けれども結局、会話ができないまま病棟を出るJ君を見送りました。お母さんと一緒に帰って行く後ろ姿を見ながら、J君の葛藤はこれからも続いていくのかもしれないけれど、きっと神さまがJ君を支え続けてくださる、そう自分に言い聞かせました。J君と一緒に過ごした時間は、笑ったり、怒ったり、困ったりと私の感情はとても大きく揺さぶられました。J君のことを想ったり祈ったりしながら、「うまく言葉で表現できないぶん、余計にJ君のこころは窮屈で、もどかしいのだろうな」と感じていました。J君の豊かな感性が折られることなく（折れてしまうようなことがあっても、そこで終わらず）、枝を伸ばし、ステキな実を実らせてほしいと思いました。J君の歩みを神さまが支えてくださいますように、彼が「受けとめられた」の体験を積み重ねながら、のびやかに生きることができますようにと祈っています。

〈Kちゃん〉

保育園に通うKちゃんは、何度か入院を繰り返しているお子さんです。

あるとき一緒におしゃべりをしていると、Kちゃんがこう尋ねてきました。「あなたの一〇〇年後の道はどこにあると思う？」と。私は急にどうしたのかと驚きつつ、こうお話ししました。「そうね〜、一〇〇年先なら、久保さんは天国で神さまと楽しく過ごしてると思うわ」と。すると、「天国はどんなところ？」と聞いてきました。「久保さんはね、天国はきっと悲しいことや痛いことがなくて、楽しく過ごせるところだと思っているよ。天国で、先に行った人たちとも会えて、楽しくお話しできると思っているよ」と答えました。すると、Kちゃんは目に涙をためてこう言うのです。「私は死んだら絶対に地獄に行くと思う」と。どうしてそう思うのかと尋ねると、「前に出かけたときに地獄の場所を見たもん。私は地獄に行くと思う」と言いました。おそらくどこかで地獄絵図のような絵を見たのだろうと思いました。

それで、私はこうお話ししました。「Kちゃんは地獄に行かないよ。神さまがKちゃんにいのちを下さったんだから、神さまの天国に行くんだよ。大丈夫よ。Kちゃんが生まれたときに、神さまはフ〜ッといのちの息を吹き込んでくださったんだから。それでKちゃんは赤ちゃんとして生まれてきたんだと私は思っているよ。Kちゃんのいのちは神さまが大切だって言ってくださっているよ」と。するとKちゃんは、「そんなウソばっかり言うな」と怒りだしました。今までに見たことがないくらいの激しい怒りでした。そして、泣きながら繰り返しこう訴えました。「私は子どものままがいい。大人になっておばあちゃんになりたくない。骸骨になって焼かれたくない。死にたくないいんだ！」と。

私は以前にある女の子から聞いた夢の話を思い出して、Kちゃんにお話ししました。「人はずっとは生きられないから、いつかは天国に行くけれど、天国でまた会ってお話しできるんじゃないかと私は思ってる。もしかしたら天国では子どもの姿かもしれないよね。わからないけれど。前に、天国には子どもたちがたくさんいて、楽しくおしゃべりをしている夢を見たってお話をしてくれた女の子がいたんだよ」と。Kちゃんは、その話を聞いて少し安心したようで、「それは良いね。子どもがいい。天使の羽とか輪っかとかがあるんかな？」と言いました。

それから、私が先に天国に行くとして、Kちゃんが天国に行く順番が来たら神さまにお願いして迎えに行こうかとお話ししました。Kちゃんは、「うん！　来てほしい」と笑顔で答えてくれました。「Kちゃん、天国に行く順番が来るまで、お互いしっかりと生きようね」と言うと、Kちゃんは私に抱きついてきました。

Kちゃんを抱っこしながら、この小さなこころにも言葉では表せない、いのちに対する深い「どうして？」という思いや、わからないからこそ感じる怖さを抱えているのかもしれない、もしかしたら、何かうしろめたい気持ちもあるのかもしれないと思いました。たくさんの思いを抱えて、Kちゃんのこころは疲れてしまっているように感じました。それはたましいの痛みだと思いました。

私には、Kちゃんがこころの中に抱えている一つ一つの思いを知り、それに寄り添うことはできません。けれども、Kちゃんにいのちを与えてくださった神さまが、どんなときにもその存在まるごとを喜び、大きな愛ですっぽりと包んでくださっていることを信じて祈る者でありたいと強く思いました。

人は自分の気持ちと向き合い、受けとめるために、だれかに自分を肯定的に受けとめてもらう必要があるのでしょう。だれかに肯定的に受けとめてもらうことで、自分自身を肯定的に受け入れることができ、生きることができるのでしょう。私たちは、大切な人を受けとめたいし、自分も受けとめてもらいたいと願いますが、人にはどうしても限界があります。それが生身の人間です。ですが、十字架を通して不完全な私たちを肯定してくださる方がいる、そこに立って、欠けのある者として子どもたちのこころのそばにいさせていただきたいと願っています。

「主は人の一歩一歩を定め
御旨にかなう道を備えてくださる。
人は倒れても、打ち捨てられるのではない。
主がその手をとらえていてくださる。」
（詩編三七編二三～二四節、新共同訳）

8 優しいイエスさま

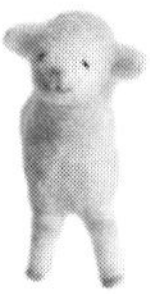

小学校中学年のLちゃんはクリスチャンでした。こどもホスピス病院のことを教会の方から聞いて見学に来てくれました。Lちゃんに初めて会ったときに最初に言われたのが、「久保さんはクリスチャン?」でした。私がクリスチャンであることを伝えると、嬉しそうにニッコリ笑ってくれました。お互いにクリスチャンだとわかって安心したのか、Lちゃんは私の背中に飛び乗って来ました。びっくりしましたが、嬉しくて、Lちゃんの細い足をさすりながら胸が熱くなったのを今でもよく覚えています。

次にLちゃんに再会したのは数か月後でした。前回会ったときよりも身体がしんどくなっている様子で、たくさんお話しすることは難しくなっていました。その日から、毎日少しの時間Lちゃんと二人で過ごして、聖書のお話やお祈りを一緒にする時間をもつことになりました。Lちゃんのお母さんと関わった病院のチャプレンから教えていただき、驚いたのですが、Lちゃんは治療していた病院に入院していたときには同室のお友だちにイエスさまのことを熱心にお話ししていたということです。「イエスさまのことをお友だちに伝えることが私のお仕事だ」とLちゃんは言っていたそうです。

Lちゃんと二人で過ごすなかで私が強く感じたのは、Lちゃんと神さまとの関係はとても特別なもので、だれかがその間に入れるものではないということでした。Lちゃんに「毎日一緒にお祈りしない？」と提案しても、「それは嫌」という反応でした。身体のしんどさもあってのことでしょうが、お祈りはLちゃんと神さまとの大切な時間であって、他の人がそこに立ち入ってはいけないのだと感じました。そのため、毎日短い時間でしたが、聖書のお話やイエスさまの話だけをしていました。Lちゃんはいつも静かにお話を聞いてくれました。Lちゃんにとってイエスさまは本当に大切な存在なのだと日々思わされていました。

あるとき、「Lちゃんにとってイエスさまってどんな方？」と聞いてみました。すると、一言こう答えてくれました。「優しいイエスさま」と。そして、イエスさまが自分に語りかけてくださる声がわかるのだとも教えてくれました。Lちゃんは大好きなイエスさまに背負われて、今この時を過ごしていると強く思わされた会話でした。それに、Lちゃんにとってイエスさまはいつでも、どこまでも優しいお方であることを知って、私は嬉しく感じるとともに、イエスさまという方はどんな時にも優しいお方であるという真理を教えられました。

日曜日、私は病院での礼拝後にLちゃんのお部屋を訪ねました。身体がつらそうなLちゃんと会って、「Lちゃん、お祈りしよう」と、ベッドサイドで声をかけてみました。すると、両手を胸の前で組み、祈りを共にしてくれました。その日、Lちゃんは大好きなご家族に見守られながら、優しいイエスさまの天国に旅立っていきました。

数年後、Lちゃんのお母さんとお会いして、Lちゃんの闘病生活についてお話を聞かせていただく機会がありました。Lちゃんは、病気がわかってから教会に行き始めるようになったのだそうです。すぐに自分の聖書が欲しいと言って、聖書を購入したということです。教会学校のお友だちはみんな新約聖書だけの聖書を使っていたようですが、Lちゃんは旧約聖書も新約聖書も付いているものが良いと言って、大人が使っている厚い聖書を購入したとのことです。Lちゃんが使っていた教会ノートには、たくさんの聖書の御言葉が書き写されていました。ところどころ字が間違っていたり、字の大きさがバラバラであったりと、一生懸命えんぴつで書き写している姿が思い浮かび、なんだかこころがホッコリしました。Lちゃんは教会が大好きで、キャンプや様々なイベントにも積極的に参加していたのだそうです。そうしたLちゃんのことを教会では多くの方々が祈っていてくださったということです。

けれども、Lちゃんは決して自分の病気が治るようにとは祈らなかったそうです。「人にどう思われるかを気にすることなく、ただ神さまの御言葉を大切にして、大好きな神さまのことを病室のお友だちにお話しすることを本当に喜んでいたようだったし、病気である自分を苦に思う様子がなかった」と、当時の様子をお母さんがお話ししてくださいました。たいへんな治療を続けるなかでのそのようなLちゃんの姿には、お母さんも「どうしてそのようにふるまえるのだろう？」と不思議に思われたそうです。

お母さんとお話ししながら、人に弱音を吐いたり病気に対するつらさを訴えたりすることのなかったLちゃんは、どのような思いで厳しい闘病生活を過ごしていたのだろうか、と私はあらためて思いを巡らせていました。すると、お母さんが、「そうだ、Lの使っていた聖書を見ます？」と、それを見せてくださいました。その聖書を開いて、私は本当にびっくりしました。たくさんの付箋が付けられており、御言葉にえんぴつや赤えんぴつでたくさんの線や印が付けられていたのです。その聖書から、闘病中のLちゃんと神さまとの会話が聞こえてくるようでした。Lちゃんの思いが伝わってくるようでした。Lちゃんは、本当に神さまとたくさんお話をしていたのだなとわかりました。

以下は、Lちゃんの聖書（新共同訳）に印が付けられていた御言葉のほんの一部です。

・「人間に頼らず、主を避けどころとしよう。」（詩編一一八編八節）
・「恐れることはない、わたしはあなたと共にいる神。
たじろぐな、わたしはあなたの神。
勢いを与えてあなたを助け

わたしの救いの右の手であなたを支える。」（イザヤ書四一章一〇節）

・「人の心には多くの計らいがある。主の御旨のみが実現する。」（箴言一九章二一節）

・「イエスは、垂れ幕、つまり、御自分の肉を通って、新しい生きた道をわたしたちのために開いてくださったのです。」（ヘブライ人への手紙一〇章二〇節）

・「御言葉を宣べ伝えなさい。折が良くても悪くても励みなさい。とがめ、戒め、励ましなさい。忍耐強く、十分に教えるのです。」（テモテへの手紙Ⅱ四章二節）

「聖書を開くと、神さまからの語りかけが聞こえてくる」と、以前ある宣教師が話していたのを聞いたことがあります。聖書の言葉はそのくらい個人的に私たちの心の奥深くに届く生きた神さまの声であるということを語った表現です。Lちゃんの聖書を見たときに、この言葉を思い出しました。神さまは、私たち一人ひとりの心の奥深くに語りかけてくださる方、そしてその神さまの声はだれの言葉よりも深く私たちのたましいに響き、私たちの「生きる」を支えてくださると、私は教えられました。

Lちゃんはまさに祈りの人であると私は思います。人に見せる祈りをするのではなく、神さまに向かって深く、静かに祈る信仰者です。Lちゃんは「イエスさまのことをお友だちに伝えることが私のお仕事だ」と言っていました。そのように言えたのは、神さまに向かって語りかけ、神さまからの声に耳を澄ませて祈ることを続けていたからだと私は信じています。神さまとのそうしたやりとりをしながら、Lちゃんは自分の病気やいのちと向き合っていたのではないかと思います。心の中に恐れが迫ってきたり、身体のしんどさとともに言葉にならない悔しさや悲しさを覚えたりすることもあったでしょう。それでも、聖書を開いて神さまと向き合い続けたのだと私は思います。Lちゃんの聖書からは、神さまに向かい続け、神さまの言葉を受け取るなかで、人ではなく神さまに拠り頼もうと努めた強い意志を感じるとともに、神さまと真剣に取っ組み合う信仰者の姿を見せられたように思いました。優しいイエスさまのまなざしの中、Lちゃんは最期まで信仰者として、与えられたいのちを生き抜いたと尊敬の思いでいっぱいになりました。そしてLちゃんの聖書をめくり、印が付けられた御言葉を読みながら、私はLちゃんのこころと向き合わせてもらったようにも感じました。

「Lと過ごしたこどもホスピスでの時間は、本当に豊かで尊いものでした」とお母さんが話してくださいました。私たちにとっても、こどもホスピス病棟でLちゃんやご家族と一緒に過ごさせていただいた時間や、皆さんとの出会いはかけがえのない尊いものです。同じ神さまを信じる私にとっても、イエス・キリストを愛する信仰者であるLちゃんと過ごした時間は、豊かな時であったと今あらためて感じます。そして、Lちゃんから教えてもらった神さまの深い真理は、「私も神さまとともに歩む者でありたい」との思いを励ましてくれる力強い支えです。

Lちゃんが書き残してくれた聖書の御言葉は、今も福音の種としてご家族をはじめ多くの方々のたましいに届けられています。

わたしの好きなみ言葉 by J

「神は、その独り子をお与えになったほどに、世を愛された。独り子を信じる者が一人も滅びないで、永遠の命を得るためである。」

（ヨハネによる福音書三章一六節、新共同訳）

9

お姉ちゃんのことを祈ろう
～きょうだいのこころ～

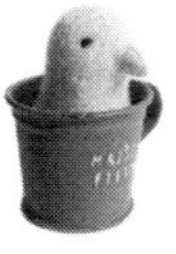

Ｌちゃんには Ｍちゃんという妹さんがいました。Ｌちゃんがこどもホスピス病棟に入院していたころ、Ｍちゃんは保育園に通う年齢でした。おばあちゃんと、同年代の従姉妹ちゃんたちと一緒によく病棟に来てくれていました。彼らは一緒に同じ教会に通っていると聞いていました。私は、Ｍちゃんや従姉妹ちゃんたちとも一緒に時間を過ごさせてもらいました。みんなでよく工作をしたりおしゃべりをしたりしました。

Ｌちゃんの身体の状態がしんどくなっていたある日、病棟に来ておられたご家族（大人たち）の表情は厳しく、病室の空気はとても重たいものになっていました。私はＬちゃんの病室を訪ねた後に、Ｍちゃんと従姉妹ちゃんたちに「一緒に工作をしない？」と誘ってみると、皆さっそく色塗りを始めました。無言で、本当に一心不乱に作業をしているという感じでした。

しばらくして色塗りは終わりましたが、まだ何か別の遊びができると良いかなと思い、道具を取りに、一旦病棟を離れようとしました。すると、Mちゃんたちは「久保さんと一緒に行く!!」と言って、私の後をついて来たのです。それで、ちょっと院内ツアーをしようということで、チャペルに行きました。すると、とても驚いたことに、子どもたちが踊り出し、大きな声で歌いだしたのです。私は、急にテンションが上がった子どもたちの変貌ぶりにびっくりしましたが、「あ〜、この子たちは、とてつもない緊張感の中に置かれていたんだ。すごく息苦しかったんだ！」と感じました。子どもたちは、状況がよくわからないまま、周りの大人たちが抱いているつらい思いや悲しみを、全身で感じながら、大きな緊張感の中にいたのだと思いました。

緊張から解き放たれた子どもたちは、それはそれは楽しそうに、教会で歌っている大好きな神さまの歌を大きな声で何度も歌い、踊って見せてくれました。その姿がとっても可愛らしくて、私も一緒に歌いました。歌いながら、踊りながら、子どもたちは神さまからの力を全身に取り込んでいるかのようにも感じられました。

チャペルでひとしきり歌って、病棟に戻りましたが、せっかくだから一緒にお祈りをしようということになり、皆でお祈りをすることにしました。「何をお祈りする？」

と聞くと、Ｍちゃんが、「やっぱりＬのことを祈ろう。今うちはそのことがいちばん大変だから」と言いました。妹のＭちゃんにはＬちゃんの病名は告げられていませんでしたが、Ｍちゃんもいろいろなことを感じ取りながら、Ｌちゃんのことをとても心配していました。Ｍちゃんや従姉妹ちゃんたちも一緒にがんばってくれているのだとあらためて思いました。私たちはみんなでＬちゃんのことをお祈りしました。だれかと一緒に心を合わせて祈るというのは力になると実感し、私が子どもたちに支えてもらった時間でした。そして、あの場にはきっとイエスさまが私たちとともにいてくださったと信じています。

お母さんが教えてくださったのですが、Ｌちゃんを天国にお見送りしたあと、Ｍちゃんはよく天国の夢を見たのだそうです。天国にはＬちゃんやたくさんの子どもたちがいて、みんなとても楽しそうにしている夢だったということです。Ｍちゃんや従姉妹ちゃんたちが歌う神さまの歌に合わせて、Ｌちゃんも天国で一緒に賛美しているのかもしれないなと、その姿を想像しました。

病気のお子さんのきょうだいたちは、なかなか注目されにくい存在といえるかもしれません。病院では特に、ご家族も医療者もまず病気のお子さんを中心に考えて、いろいろなことを決めます。それで、きょうだいたちが、置いてきぼりになってしまうことがあるのです。きょうだいたちは、状況がわからないままに、自分のお兄ちゃんやお姉ちゃん、弟や妹とお別れをしなければならない場合もあります。ご家族やそばにいる大人たちは、きょうだいのことを気にかけながらも、ご自身の感情がジェットコースターのように不安定な中で、余裕がなくなってしまうのは当然のことです。お子さんの状態が厳しくなれば、なおさらです。そのような高い緊張の中にいて、きょうだいたちも同じようにこころを使い、こころを痛めたり、たくさんの疑問を感じたりしていること、そして、そのような想いを言えないまま過ごしていることを、Mちゃんや従姉妹ちゃんたちから教えられました。とても大切なことです。

そうしたきょうだいたちのこころも大切に受けとめられる必要があります。病気や障がいのある子どもたちに関わる私たちが大切なこととして向き合っていきたいことであると思っています。

「二人か三人がわたしの名においで集まるところには、わたしもその中にいるのです。」

(マタイの福音書一八章二〇節)

10

子どもたちのお祈り

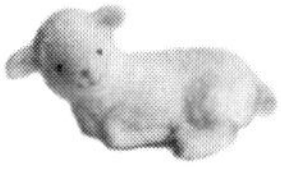

臨床パストラルカウンセラーの働きとして、私たちはお祈りをとても大切にしています。患者さんのこと、ご家族のこと、共に働くスタッフのこと、そして関わる私たち自身のことについても祈ります。小児病棟やこどもホスピス病棟でも、よくお祈りをします。入院している子どもたちのほとんどはクリスチャンのご家庭のお子さんではないので、初めてキリスト教のお祈りに触れることになります。いのちと向き合っている子どもたちが、お祈りを通して神さまの存在にこころを向け、神さまの平安が毛穴を通して染み込んでいるように感じることがしばしばあります。

小児病棟では、プレイルームで、子どもたちと歌を歌ったり、手遊びをしたり、絵本や紙芝居を読んだり、工作をしたりするキッズタイムという時間があります。（今はコロナ禍でできませんが。）　これは、キリスト教病院が設立された当時から行われてきたプログラムで、教会学校の病院版という感じで始まったそうです。コロナ禍以前の小児病棟でのキッズタイムでは、最初に神さまの歌を歌い、最後にお祈りの本を毎日一ページずつ読みました。神さまの歌は毎日同じで、お祈りの本も一週間で全部のページを読み終わるので、次の週からまた同じところを読むようにしていました。同じ歌やお祈りの繰り返しですが、大切なこととして続けるようにしていたのです。そうすると、最初は聞いたことがない歌でキョトンとしていた子どもたちも覚えてくれ、大きな声で一緒に歌ってくれるようになることがしばしばありました。子どもたちの歌声は、病棟の張りつめた空気を和らげてくれました。そして、毎日その歌声が聞こえてきて覚えてくれたのか、子どもたちのそばで一緒に口ずさんでくれるスタッフもいて、なんともホッコリとすることがありました。

あるお母さんがお話ししてくれたのですが、「うちの子、家でしんどくなってきたら、『そろそろ神さまのお歌を歌いに行こうかな～』って言うてます。朝のあのお歌ですよね。自分でもそろそろ入院かもって思うみたいで」と、苦笑いされました。入院中、キッズタイムで歌う神さまの歌がこころに残っているのだな、そうやって神さまの存在が子どもたちの支えになっていたら嬉しいなと感じた小さな出来事です。
こどもホスピス病棟でのイベントでも神さまの歌を歌います。これも毎日毎日繰り返し歌うので、スタッフも覚えて一緒に歌ってくれます。子どもたちの中には、この神さまの歌が始まると、嬉しそうに笑顔になったり、大きな声を出して喜んでくれたりすることがあります。不思議なことに、ほかの歌では反応がないのに、この神さまの歌には喜んで反応してくれるのです。みんなでワイワイと過ごす楽しい時間だと感じてくれていることにも感謝ですが、神さまの愛や平安が歌を通して子どもたちに届いていると思い、嬉しくなります。そして、歌に応える彼らの笑顔と喜びの声を（もちろん怒りや涙も！）神さまはステキな〝祈り〟として受け取ってくださっているにちがいないと私は思っています。

お祈りの本が子どもたちのこころに残ることもあるようです。小さいころから入退院を繰り返していたN君が字を読めるようになると、キッズタイムのお祈りの本を自分でも読むようになりました。あるとき、とても真剣なまなざしでその本を読んでいるので、見ると、病気の時のお祈りのページを熱心に見つめているのです。病気とともに生きるN君のこころにはきっと様々な思いがあるのだろうと思わされましたし、神さまがこれからの歩みを支えてくださるようにと祈りました。

O君のお母さんが話してくださったのですが、入院中毎日キッズタイムに参加してくれたO君は、お祈りを体験し、病室でもお祈りをするようになったということです。そして、退院後は家でもお祈りをするのだそうです。「お祈り」を「お願い」だと理解したようで、パパに何かをお願いしたいときには、最後に「アーメン」と言うようになったとのことです。その話を聞いてお母さんと一緒に大笑いしました。なんともかわいらしいエピソードでした。「お祈り」と「パパへのお願い」は違うでしょうが、お祈りは「天のお父さん」である神さまとの対話ですから、O君は祈りについてとても深い理解をしたのかもしれません。子どもたちのこころに神さまへのお祈りが浸透していることに嬉しい気持ちでいっぱいになりました。

子どもたちのベッドサイドでお祈りをすることもあります。

あるとき、クリスチャンの看護師さんから「『聖書を読みたい』と言っているお子さんがいるから、お部屋に行ってほしい」と言われ、訪ねました。Pちゃんはそのクリスチャンの看護師さんから院内で配っている聖書をもらい、少し読んだと話してくれました。そして、こう言いました。「聖書に雷のような声がしたって書いてあったけど、私も雷が鳴ったときに空からの声を聴いたことがある。神さまだと思う」と。驚きましたが、私もPちゃんが聞いた声は神さまだと思いました。

しばらく二人でお話をして、「Pちゃんのことをお祈りしてもいい？」と聞くと、「うん、お祈りして」と言ってくれたので、お祈りさせてもらいました。すると、Pちゃんが「ありがとう、じゃあ私も久保さんのことをお祈りするね」と言って、私のために祈ってくれたのです。教会に行ったことがないPちゃんにとって、お祈りをしてもらったことも初めてだったでしょうし、だれかのことを神さまに祈ることも初めてだったでしょう。それでも、こころを込めて祈ってくれたPちゃんのお祈りに涙が出そうになったことを覚えています。

言葉でのコミュニケーションが難しい子どもたちのベッドサイドでもお祈りをさせてもらいます。子どもたちの様子を見ながら話しかけていると、そこから神さまへも語りかけたり訴えたりするようになることがしばしばあります。「今日も神さまに守ってもらおうね」「神さまがあなたのことを支えてくださっているよ」「神さまはあなたのことが大好きなのよ」「イエスさまはいつもあなたと一緒にいてくださるからね」

と声をかけながら、「身体がしんどくなくて、安心して過ごせますように、神さま、本当にお願いします」「夜の間も寂しくありませんように、イエスさま、一緒にいてください」と私は神さまにお願いをしています。こういうお願いの言葉は、きれいな祈りの言葉ではありません。子どもたちと過ごすなかで出てくる私のお願いや思いという貧しい言葉です。でも、このようなつたない言葉であっても神さまは、祈りとして受け取ってくださると私は信じているのです。

子どもたちが体験する小さなお祈りを通して、神さまの存在が彼らの支えとなりますように、神さまが子どもたちを優しく包んでくださっていることを信じることができますように、こころから祈ります。

「どんなことでも、思い煩うのはやめなさい。何事につけ、感謝を込めて祈りと願いをささげ、求めているものを神に打ち明けなさい。そうすれば、あらゆる人知を超える神の平和が、あなたがたの心と考えとをキリスト・イエスによって守るでしょう。」

（フィリピの信徒への手紙四章六〜七節、新共同訳）

郵便はがき

恐縮ですが
切手を
おはりください

164-0001

東京都中野区中野 2-1-5

いのちのことば社

出版部行

ホームページアドレス　https://www.wlpm.or.jp/

お名前	フリガナ	性別	年齢	ご職業
ご住所	〒	Tel.　（　　）		
所属（教団）教会名		牧師　伝道師　役員 神学生　CS教師　信徒　求道中 その他 該当の欄を○で囲んで下さい。		

WEBで簡単「愛読者フォーム」はこちらから!

https://www.wlpm.or.jp/pub/rd

簡単な入力で書籍へのご感想を投稿いただけます。

新刊・イベント情報を受け取れる、メールマガジンのご登録もしていただけます!

ご記入いただきました情報は、貴重なご意見として、主に今後の出版計画の参考にさせていただきます。その他、「いのちのことば社個人情報保護方針（https://www.wlpm.or.jp/about/privacy_p/）」に基づく範囲内で、各案内の発送などに利用させていただくことがあります。

いのちのことば社＊愛読者カード

本書をお買い上げいただき、ありがとうございました。
今後の出版企画の参考にさせていただきますので、
お手数ですが、ご記入の上、ご投函をお願いいたします。

書名

お買い上げの書店名

町
市　　　　　　　　書店

この本を何でお知りになりましたか。

1. 広告　いのちのことば、百万人の福音、クリスチャン新聞、成長、マナ、信徒の友、キリスト新聞、その他（　　　　　　）
2. 書店で見て　3. 小社ホームページを見て　4. SNS（　　　　）
5. 図書目録、パンフレットを見て　6. 人にすすめられて
7. 書評を見て（　　　　　　）　8. プレゼントされた
9. その他（　　　　　　）

この本についてのご感想。今後の小社出版物についてのご希望。

◆小社ホームページ、各種広告媒体などでご意見を匿名にて掲載させていただく場合がございます。

◆愛読者カードをお送り下さったことは（　ある　初めて　）
ご協力を感謝いたします。

11

「『生きる』は神さまへの賛美だ！」

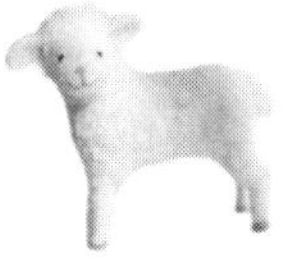

淀川キリスト教病院こどもホスピス病棟には、日常的に医療的ケアが必要な難病の子どもたちがレスパイト入院のために来ます。レスパイト入院とは、医療的ケア児・者を日々自宅でケアしているご家族の休息のために一時的に子どもたちをお預かりする医療型短期入所サービスです。入院しているのは、人工呼吸器がついていたり、いつ発作が起きるかわからなかったり、また胃ろうの管理やたんの吸引などが常に必要な子どもたちです。彼らは日々いのちと向き合う最前線を生きています。医療的ケアに従事している医師や看護師たち、その他の専門スタッフたちは、日々高い緊張感の中、プロフェッショナルとして子どもたちのケアにあたっています。

　ところが、この病棟にはいつもだれかの笑い声がしているのです。「〇〇ちゃん、笑ってくれた！」「めっちゃ大きい声で泣けるんやね！」「お風呂が気持ちよかったみたいでご機嫌やね」「穏やかに過ごせてるね」「めっちゃ怒ってる！」「こちらを見てくれたよ！」……と言いながらスタッフたちは子どもたちのケアやお世話をしたり、スタッフ同士で話をしたりします。お話することが難しい子どもたちが笑ってくれたり、怒ってくれたりする表情を通して知ることができる感情の動きや、心拍数や酸素飽和度を通してわかる子どもたちの身体の状態を知ることは私たちスタッフと子どもたちとの大切な交流であり、笑いが起こるほど嬉しくて喜ばしいことなのです。そして、その小さな喜びを分かち合うことで、さらに笑いが起こります。だから、病棟にはいつも笑い声がしているのです。

私は毎日行われる病棟のイベントを担当していて、歌やお話、工作やゲームをし、お祈りをして子どもたちと一緒に過ごしています。また、ベッドサイドでも子どもたちと過ごします。ベッドサイドでしっかりとお話を聴いてくれたり、ニッコリとほほ笑んでくれたりする子どもたちと過ごすときには、なんだかこころの距離が縮まったような感じがして、非常に幸せな気持ちになります。ベッドサイドを訪ねて、寝ている子どもたちに会うと、「穏やかに安心して過ごせますように」と祈るような気持ちになります。そしていつも思うのが、「私みたいな者がこんなに幸せな気持ちになるのだから、神さまはどれほどの思いでこの子たちを見つめておられるのだろう。この子たちは神さまにとって、私が想像もできないくらいの喜びなのだろうなぁ」ということです。

Qちゃんとは、レスパイト入院に来たときにいつも一緒に過ごします。Qちゃんは、表情で意思を伝えてくれます。あるとき、ある絵本を一緒に読みました。『いちばんしあわせなおくりもの』という絵本で、かわいらしいリスとクマの物語です。リスは大好きなクマに喜んでほしくて、様々な贈り物を考えます。ですが、クマは何も要らないと言うばかり。リスは悲しくなって、クマに言います。「どうすれば、きみは嬉しくなるの？　なにをしたら、しあわせなの？」と。すると、クマはリスに言います。「きみとここにいるだけで、ぼくはとてもしあわせなんだ。」　こうして、クマとリスは一緒に過ごせることを喜び合いながら暮らすようになったというお話です。

〝何かをすることがだれかを幸せにできる〟よりも、〝あなたがいてくれることがだれかを幸せにする〟というメッセージのこの絵本を読み終えて、私は「あぁ、本当にそうだな。神さまのまなざしとも通じるのではないだろうか」と思いました。そこで、勇気を出してQちゃんに伝えました。「私もこうしてQちゃんと一緒に過ごせることが本当に嬉しいのよ」と。Qちゃんはキラキラとしたまなざしでニッコリと笑って、うなずいてくれました。なんとも照れくさい時間でしたが、忘れられない思い出です。

　子どもたちと一緒に過ごすなかで私が教えてもらっていることの一つは、「自分に与えられたいのちを生きることは神さまへの賛美だ」ということです。特に、難病の子どもたちの「生きる」には困難がたくさんあります。けれども、神さまに「生きよ」と願われ、与えられたいのちを生きる子どもたちは、神さまの喜びであり、神さまとともにそのいのちの道を歩んでいると私は思っています。難病の子どもたちの「生きる」は、周りの人の「生きる」にも力を与えます。その「生きる」姿を通して、私は自分の人生で最も大切なことを教えてもらっています。それは、私にいのちを与えてくださった神さまが望んでおられるのは、私が「生きる」ということです。そして、十字架を背負い、いのちを献げてくださったイエスさまのいのちがけのメッセージは、「わたしはあなたに生きてほしい」ということです。だから、私たちの「生きる」そのものが神さまへの賛美であり、感動を与えられるのだと思うのです。

　こどもホスピス病棟を退所していく子どもたちに、スタッフは「またね！　また待っているよ！」と声をかけます。ですが、その「またね」が当たりまえではないことも私たちは知っています。また病棟に来てくれる、また会える、と信じていたお子さんが自宅で急変し、急なお別れとなるということを私たちは何度も経験してきたからです。そのたびに、医療的ケアが必要な難病の子どもたちは「明日が当たりまえに来る」という人生を送っているのではないと思い知らされます。私たちは「また会えますように」との祈りを込めて、願いを込めて、今日も子どもたちがそれぞれのおうちに帰って行くのを見送っています。

「私は生まれたときから　あなたに抱かれています。
あなたは私を母の胎から取り上げた方。
私はいつもあなたを賛美しています。」

（詩篇七一篇六節）

12

「神さま、今回はあんまりやったわー」

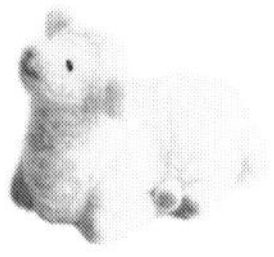

淀川キリスト教病院こどもホスピス病棟には、治療のためではなく、大切な時間をできるだけ楽しくご家族と一緒に過ごすために入院してくるお子さんたちがいます。緩和ケアの目的で来られる子どもたちです。R君も緩和ケア目的で、こどもホスピス病棟に来ました。

R君は小学校中学年の時に発病し、他院で手術や治療を続けていました。こどもホスピス病棟では、好きなことをしながら楽しく過ごすことを目的に、月に一度、数日間の入院を繰り返していました。初めて会ったときからR君は自分の意見をしっかりともっていて、芯が強く、とても思慮深い人という印象のお子さんでした。

こどもホスピス病棟に来てから、R君はピタゴラスイッチの装置を作ることにはまりました。毎回少しずつ改良を重ね、大人たちがびっくりするような装置を完成させました。私は、R君のお手伝いで、毎回一緒にピタゴラ装置を作りました。R君は考えることがとても好きで、ピタゴラ装置を改良しながら、ビー玉がスムーズに転がるにはどうしたらよいか、「ああしよう、こうしよう」「ここをもう少し変えてみよう」「そこに画用紙を挟んだらどうかな？」などと意見を出してくれました。私はただただR君の指示に従って画用紙を切ったり貼ったり、微調整をしたりしながら一緒に装置を作りました。毎回、「R君はすごいな〜」と感心するばかりでした。

R君の考えたピタゴラ装置が完成すると、お母さんやお父さん、スタッフにも披露してくれるのですが、大人たちはその完成度の高さに毎回驚かされていました。そのような大人たちの反応を見ることはR君の大きな喜びとなっていたのではないかと思います。嬉しそうなR君やお父さん、お母さんの姿は、私たちスタッフにとっても喜びでした。

けれども、そのような良い時間は長くは続きませんでした。R君の身体は少しずつ思うように動かなくなっていきました。大好きだったピタゴラ装置も作れなくなり、車いすに乗れる時間も短くなっていきました。

他院での治療を控えていたR君とベッドサイドでお話をしていたときのことです。

私はこうお話ししました。「R君の治療のことを守っていてください、って毎日神さまにお祈りしているからね」と。するとR君は「神さま」という言葉を聞いてびっくりした様子で、にやりと笑い、上を向いてから私の目を見て言いました。「え、神さま？」と。私が「そうだよ、神さまは私たちの声を聞いてくれているんだよ」とお話しすると、R君は「本当に神さまは聞いてくれるの？　でも、僕は、神さまより久保さん！」と言って、笑顔で私に向かって手を合わせて見せてくれました。R君にとっては、神さまは目に見えない、遠い存在だったのでしょう。それよりも、そばにいて一緒に遊べる人の方が身近に感じられたのでしょう。

そのとき、「私にできることはないとわかっています。それでも、私は神さまにくっついていますから、少しでもR君が神さまの存在を身近に感じられるようにしてくださいい。神さま、お願いします！」と、私はこころの中でとっさに祈ったことを覚えています。

・

治療を終えて、こどもホスピス病棟に戻って来たR君の身体は以前よりもさらにしんどそうでした。ベッドサイドに会いに行った私は、「何をお話しすればいいのだろう……」と無力感に包まれつつ、「R君、治療本当にがんばったね。久保さん、毎日神さまにR君のこころと身体を守ってくださいってお祈りしていたよ」と言いました。するとR君は「神さま、今回はあんまりやったわー。ほら……」そう言ってスマートフォンを見せてくれました。そこには、他病院での治療中にR君が感じたこと、思ったことが日記のように綴られていました。R君は毎日自分の気持ちと向き合い、自分の感情をスマートフォンに書き留めていたのです。そして、その治療はとってもつらいものであったと教えてくれました。だから、神さまが今回はあまり力を発揮してくれなかったとR君には思われたのでした。「今回神さまはあんまりだった」けれど、R君の中に神さまの存在がいることに感謝しつつ、私はこう伝えました。「わかった。私、神さまに、もうちょっとがんばってよ！ってお願いするね！」と。

R君は自分の身体とこころに正々堂々と向き合っていました。R君が自分のいのちと真正面から向き合っている強さに本当に驚かされました。だから、私も自分の気持ちをごまかさずにR君に伝えていきたいと強く思いました。

一旦こどもホスピス病棟を退院したR君は再度、他病院での入院が必要な状態になりました。そこでの治療が終わり、本人の希望で再びこどもホスピス病棟に来ましたが、お話をするのが以前よりも難しくなっていました。病室を訪ねると、ベッドに横になっているR君がいました。声をかけるとわかってくれた様子で、手を振ってくれました。たくさんお話しするのは難しいかもしれなくても、少しでも楽しく過ごせるようにと思い、言葉遊びを始めてみました。遊ぶことが大好きなR君は、ニヤリと笑うと、その遊びに乗ってきてくれました。

でも、すぐに、ゲームを中断してこう言いました。「それよりもさ……」そして、R君は自分の思いを語り始めたのです。病気がわかった日に病院の中庭でお母さんと一緒におにぎりを食べたこと。寝そべって見た満開の桜がとってもきれいだったこと。その日からすぐに入院生活が始まったので、お外と「さよなら」をした日になったこと。そのときの気持ち。病気がわかってから気持ちが荒れて、「死にたい」と言って物を投げたりしたこと。でも、今は死にたいとは思っていないこと。手術をして、治療をして、やっと落ち着いたと思ったのに、今度は身体が思うように動かなくなってしまったこと。去年から自分の身に起こってきたことを振り返って、今、思うことを一つ一つ丁寧に話してくれました。そして、「いっぱい遊べるここ（こどもホスピス病棟）に来られて良かった」と言ってくれました。

R君は話しながら、自分の気持ちを自分でも受けとめようとしているような、こころの整理をしているような、何か覚悟をしようとしているような、真剣な表情でした。R君本人には病名は告げられていなくても、自分のいのちについて考え続けてきたのだろうと思いました。そして、R君が包み隠さずこころを開いて話してくれたのだから、私も自分が信じている神さまのいのちのことをごまかさずにしっかりお話ししようとこころに決めました。

この時から、R君と神さまのお話を少しずつしていきました。私たちのいのちは神さまが与えてくださったこと、イエスさまの十字架を通して私たちに届けられたいのちは復活のいのちだから、決してなくならないいのちであること、私たちの地上でのいのちの時間はいつか終わるけれど、それは本当の終わりではなくて、天国に続いているということ、神さまのいる天国に行くと私は信じていることなど、キリスト教の信仰を分かちました。

R君は私の目をまっすぐに見ながら、ときにうなずきながら聞いてくれました。そして、毎日一緒にお祈りをしながら過ごしました。R君のお母さんや病棟のスタッフと一緒にお祈りすることも何度かありました。R君のベッドサイドでお母さんが言われた言葉を今でも忘れられません。

「Rは神さまに包まれています。」

確かにR君は神さまに包まれて過ごしていると私も思いました。神さまの愛の中にすっぽりと包まれて、自分のいのちと向き合い、堂々と生きていました。その姿は体力とは反比例して、生きるエネルギーに溢れているように感じました。

R君は大好きなご家族に見守られて天国に旅立っていきました。その日、R君の病気がわかった一年前のあの日と同じように、桜が満開に咲いていました。私は「R君、生きてくれてありがとう」とこころから思いました。病気がわかって、R君はこころが荒れて「死にたい」と言ったと教えてくれました。きっと、その言葉はR君のたましいの底から発せられた「生きたい」という叫びであったと私は思います。「生きたい」というその叫びを神さまはしっかりと受け取ってくださっていたと信じます。そして、神さまのまなざしの中で、ご家族お一人お一人の愛に支えられ、R君は自分のこころと向き合い、「生きたい」という思いを取り戻して生きたと思います。R君の「生きる」を神さまは支え続けてくださったと信じています。R君を見送った後、お母さんが教えてくださいました。R君は「最期はこどもホスピス病棟で過ごしたい」

と自分で決めたのだそうです。自分の気持ちと向き合い、一つ一つの現実を受けとめながら、与えられたいのちを生き抜いたR君を私はこころから尊敬しています。

私たちの「生きる」は神さまによって支えられている、そのことをR君は教えてくれました。R君の「生きる」のそばにいさせていただけた幸いと、私たちの「生きる」を支え続けてくださる神さまに、驚きをもって「ありがとうございます」と言わずにはいられません。

R君を愛し、大切に育て、闘病を支え続けてこられたご家族の皆さんには、今もたくさんのことを教えていただいています。

「主を求めよ、そして生きよ。」
(アモス書五章六節、新共同訳)

13 「いのちはどこから来ると思う？」

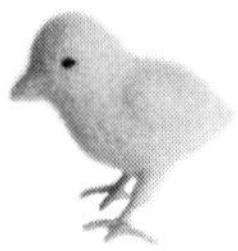

病院を訪れる多くの人は、ご自身やご家族、大切な人の病気や怪我の治療、または、検査やリハビリの目的で来られます。病院はいのちと向き合わされる場所と言えます。それは、子どもたちにとっても同じです。入院している子どもたちからしばしば〝いのち〟についての問いかけを聞くことがあります。

〈S君〉

小学校低学年のS君は入院当初、医療者の処置に対して全力で抵抗していました。お薬の影響もあったのかもしれませんが、知らない大人たちに囲まれての処置や治療は大きな恐怖だったのでしょう。それでも「一緒に工作をしない？」と誘うと、うなずいてくれて、二人でクリスマスリースを作りました。少しお話をしてくれたり笑顔も見せてくれたりして、私も安心しました。

ところが、入院中状態が悪化し、集中治療室での治療が必要になりました。しばらく集中治療室でケアを受けた後、無事に小児病棟に戻って来たS君のお部屋を訪ねました。S君のベッドには家族から届けられたおもちゃがたくさん並んでいましたが、まだ身体もこころもしんどいようで、「おなかがいたい」と泣いており、まだ遊べる元気は戻っていない様子でした。しばらく入院生活が続きましたが、少しずつ状態が落ち着いてくると、S君のこころも表情もだんだんと穏やかになってきました。

あるとき、お部屋を訪ねるとS君はゲームをしており、お話をすると、S君が突然こう言いました。「いのちはどこから来ると思う？」と。「天の上で言われるんかな？赤ちゃんになって生まれ変わりなさいって。それで赤ちゃんが生まれてくるんかな？」と話したのです。私は、「そうだね、神様がみんなにいのちを下さって、そして赤ちゃんとして生まれてくるんだね。だから、神様はみんなのいのちを守ってくださるよ。いのちは大切だから」と話しました。すると、「赤ちゃんとして生まれて、病気になって死んで、また生まれ変わって赤ちゃんとして生まれるんだよ」とS君は言いました。この言葉を聞いて私はこれに応えようと思いましたが、S君が違う話題を出したのか、スタッフが処置に入ったのか、話を中断せざるを得ませんでした。S君はそのとき、戦いのゲームをしていました。それで、「殺す」とか「死ぬ」とか「よみがえる」ということを繰り返すそのゲームの世界の中にいて、タイミングとしていのちのことを聞きやすかったのかもしれません。それでも、状態が悪化して集中治療室で過ごさなければいけなかったS君は、入院中、自分のいのちと向き合わされていたのではないかと私は感じました。

「いのち」はゲームの中で起こる「死」や「よみがえり」とは違うように感じていたのかもしれません。そして、「いのちはどこから来るのだろう？」と思いを巡らせていたのでしょう。S君のこの問いかけは、深くて大切なたましいの問いだと思います。

その後、S君は順調に回復し、とってもよくおしゃべりをしてくれるようになり、元気に退院して行きました。

〈T君〉

小学校低学年のT君は入院中、だれともお話をしません。私たちスタッフが遊びの提案やお話をすると、うなずいたり、笑顔を見せてくれたりすることはありますが、声を発することはありませんでした。入院中、医療者たちに囲まれて受ける処置や治療をひとりで受けるのはやはり大きなストレスを伴うことなので、なるべくT君のこころに寄り添える関わりをもちたいと思いました。T君のこころをそのまま受けとめられるような器になれますようにと祈る日々でした。

ある日、ピンポンゲームを持って行き、誘ってみると、遊びに乗ってきてくれました。ピンポンゲームはとても楽しかったようで、しばらくすると自分から遊びを考えて、いろいろとアレンジしてくれました。そして、遊びながら声を出して発言するようになったのです。私は内心「ワ〜!!」と思いながらも、T君が自然にお話しできるようにと自分の喜びを抑えて、T君の発言に応えるようにしました。T君も、「ああしよう、こうしよう」「次はああしよう」「じゃんけんしよ」など、たくさんしゃべってくれました。

しばらく楽しく遊んでいると、T君から質問が投げかけられてきました。「赤ちゃんはどこから生まれてくると思う?」と。そして、続けてこう聞いてきたのです。「ママはおばあちゃんから生まれてきたんでしょ? おばあちゃんはだれから生まれてきたの？」と。私はこう答えました。「おばあちゃんはそのママから生まれてきたんだよ。T君の曾おばあちゃんだね。曾おばあちゃんからおばあちゃんが生まれて、おばあちゃんからママが生まれて、ママからT君が生まれてきたんだよ。でもね、みんなのいのちは神さまが下さって生まれてくるんだよ。私はそう信じてる。」すると、T君は真剣な表情でこう言いました。「ときどき、自分はなんで生まれてきたんだろう？って思うことがある。将来のことを考えると嫌になる」と。私は驚きつつ、T君は病院での治療だけでなく、たましいの痛みを経験しているのかもしれないと思いながら、お話を続けました。「神さまはね、T君のことが大好きだから、T君は生まれてきたんだよ。だからT君のいのちはとっても大切なんだよ」と。すると、T君は、「前にお空の雲の上を歩いている人を見たことがある。あれが神さまかなあ？」と話してくれました。そして、入院中会えないママのことをとても心配していたと話してくれました。

数日後、T君は治療を終えて退院しました。退院前日、T君にメッセージと聖書の言葉を書いたカードを渡すと、「先生、お片づけして来ていいよ」と、私を部屋から出るようにと促すので、一旦退室しました。しばらくして戻ってみると、T君はひとりでカードを読んでくれていました。カードの言葉は気になるけれど、それを読んでいるのを見られることは恥ずかしかったのでしょう。聖書の言葉の意味はT君にはまだ難しいかもしれないけれど、これから成長していくなかで傷つくことや不安なことも経験するであろうT君のこころのうちに、どんな時にも神さまは「生きてほしい」と願っておられるということを、少しでもとどめてほしいと祈りました。

入院中、子どもたちは家族のもとを離れて、ひとりで治療を受け、病気と向き合っています。それはいのちと向き合う時間でもあるのです。子どもたちは自分のいのちと向き合わされながら、〝いのち〟について、また、〝生きる〟とはどういうことかを深く思い巡らせているのでしょう。たくさん思いを巡らせて、紡がれた子どもたちの言葉は問いかけとして投げかけられます。そのような問いかけは、投げかけられる者にとっては、突然で唐突な質問であるため大きな驚きをもたらしますが、子どもたちにとっては、きっと長い時間をかけて考え続けながら紡いだ言葉です。子どもたちが真剣に向き合い紡ぎ出してくれたその言葉に私たちも真剣にこころを向けたいと願います。

とはいえ、完璧な答えを私たちは持ち合わせていないことのほうが多いでしょう。だからこそ、いのちの源である神さまに祈りつつ、子どもたちとともにいのちと向き合う者でありたいと私は願っています。

「神である**主**は、その大地のちりで人を形造り、その鼻にいのちの息を吹き込まれた。それで人は生きるものとなった。」

（創世記二章七節）

14 正義のヒーローたち

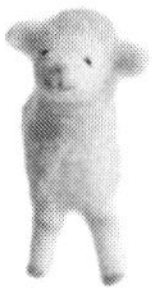

病院では、子どもたちがご家族のもとに戻れるように、医療スタッフは日々懸命に治療やケアにあたっています。けれども、子どもたちからすると、自分の意志とは関係なく家族から引き離されて、怖い所に放り出された、という状況です。知らない大人の医療者たちに囲まれ、知らないお友だちと一緒の部屋で、あるいはたったひとりの個室で、望んでもいない注射や点滴や苦いお薬を飲むなどの治療は、すべて受け身で引き受けなければなりません。子どもたちにとって、入院、治療は非常にストレスが高く、たましいの痛みを経験することなのです。ですが、そうしたなかで私は、彼らが正義のヒーローだと感じることが多々あります。

〈Uちゃん〉

あるとき、私は沈んだ気持ちを抱えて、Uちゃんの病室を訪ねました。それでも、病室に入るときは、「気持ちを切り替えて、笑顔で」と自分のこころに言い聞かせて、お部屋に入りました。

私のこころも守られて、Uちゃんと楽しく過ごすことができました。「あー、良かった」と安堵の思いでお部屋を去ろうとすると、Uちゃんが笑顔でこう言ってくれたのです。「くぼさん、おちゅかれさま」と。個室で過ごし、ストレスが溜まっていたUちゃんは、しばしば「くしょー！」と言っていました。そんなUちゃんが言ってくれた「おちゅかれさま」という言葉と笑顔は、私のこころを気遣ってくれたもののようで、力と笑顔を私に注いでくれました。

〈Vちゃん〉

赤ちゃんのころから入退院を繰り返しているVちゃんは、小学校に入ってからも、よく抱っこをせがみます。「抱っこして。お願い。一分でいいから」と言いながら抱きついてきて離れようとしません。

あるとき、Vちゃんが自らを「正義の味方、抱っこマン」と名乗り、抱きついてきました。そして私の背中をトントンと叩くのです。驚いて、Vちゃんに聞きました。「なに？　トントンしてくれるの？」と。すると、Vちゃんは嬉しそうに「久保さんが寂しそうにしているから、抱っこしてあげたの」と言うのです。Vちゃんのその言葉がかわいくて、思わず笑ってしまいました。そして、「抱っこしてあげているつもりの私が、実は抱っこしてもらっていたのかぁ」と、こころがジーンとしました。

入退院を繰り返しているVちゃんは、ママと過ごす時間が奪われています。Vちゃんがママを慕う健気な気持ちや優しいこころが伝わってきたように感じました。「本当に抱っこマンは正義の味方だな」と、胸が熱くなりました。


〈Wちゃん〉

まだ小さいWちゃんは、初めての入院で、家族から離され、点滴や処置を受け、不安と恐怖でいっぱいでした。泣きながら、「パパー！　どこなのー？」と叫んでいました。私はWちゃんに何と言えばよいのかわからず、祈るような気持ちで抱っこしていました。前日一緒に、童謡が流れる歌の絵本で遊んでいたことを思い出し、Wちゃんの気持ちが少しでも切り替われぱと絵本の童謡を歌うことにしました。なるべく楽しそうにと心がけ大きな声で歌っていると、Wちゃんの気持ちも少し落ち着いたようでした。

次の日、引き続き不安でいっぱいの表情をしたWちゃんは私を見ると、歌の絵本を出してきて、「うたいたいんだよね？　どーぞ、かしてあげるよ」と言わんばかりに、じーっと私の顔を見つめて順番にボタンを押しては歌のページを開いて見せてくれたのです。不安のただ中にいるWちゃんが、訪ねて来た私に精いっぱいのおもてなしをしてくれているように感じ、心を動かされました。

〈X君〉

赤ちゃんのころから知っているとても大切なお友だちのお看取りをした日のことです。そのお別れを、その日、私は全く予想しておらず、非常にショックを受けていました。ショックを引きずりながら、こどもホスピス病棟にレスパイト入院で来ていたX君と一緒にぬりえをしました。

X君とはスムーズな会話は難しいのですが、こちらがお話しすることはしっかりわかっています。X君が一生懸命ぬりえをしている様子を横で見つめていて、涙が溢れそうになってしまいました。すると、私が急に黙ったので何かを察したのか、X君がぬりえの手を止めて、私の顔をじーっと見つめ、少し驚いたような表情をしました。私は、「あ、いけない。X君に泣いているのがバレてしまう!」と少し焦る気持ちになりました。すると、とても驚いたことに、私の腕をつかみ、頭を私のほうに寄せて、黙ってじっと動かずにいてくれたのです。私はさらに涙が溢れてきました。

私はX君にお友だちとのお別れのことは話していませんでしたが、何かを察して、文字どおり寄り添おうとしてくれたのです。その優しさに私は本当に救われた気持ちでした。「寄り添う」というのはこういうことなのだと感じて、こころからありがたく思いました。

入院治療をしている子どもたちの多くが、自分ではなく、家族や同室のお友だち、そして私たちスタッフのことを気遣ってくれます。入院中、痛い思いを経験し、受け身であることが多いぶん、人の痛みを敏感に察知し、思いやれるのかもしれません。そんな彼らを、私は正義のヒーローだと感じます。聖書のマタイの福音書のイエスさまの言葉、「それも最も小さい者」とは、病気で弱くされた子どもたちというよりも、私自身のことで、彼らのこころを通して私自身が神さまにケアされ、助けられている者であると感じます。私は、小さな正義のヒーローたちに支えられて、こころを寄せる謙遜さや祈りを彼らから日々学ばせてもらっています。

「すると、王は彼らに答えます。『まことに、あなたがたに言います。あなたがたが、これらのわたしの兄弟たち、それも最も小さい者たちの一人にしたことは、わたしにしたのです。』」

（マタイの福音書二五章四〇節）

15

ゲンさんの桜の木

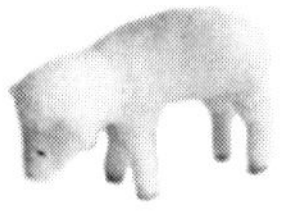

成人病棟の患者さんをお訪ねしたときのことです。ゲンさんは、私がキリスト教の人であると知って、こう言われました。「なにしに来たんや！　神も仏もあるもんか！」と。ゲンさんは非常にイライラしておられました。その一言の後、どこか寂しげに遠くを見つめるその表情がとても印象的でした。「神も仏もあるもんか！」の言葉は私のこころに刺さり、何の言葉も出ませんでしたが、ゲンさんの寂しげな表情がこころに残り、その後もお部屋をお訪ねしました。

ご自分の病気と向き合うこともつらいなかで、キリスト教の人と話をするのは不愉快であったのでしょう。お訪ねするときは、ゲンさんはだいたい不機嫌でした。それでも、他愛もない世間話には少し乗ってくださることがありました。「私のようなキリスト教の者がお訪ねするのはゲンさんにとって負担で、ただただ迷惑なだけなのだろう」といつも気になっていて、「神さま、ゲンさんの迷惑になっているなら教えてください」と祈りつつ訪問を続けました。

ある日、お訪ねすると、ゲンさんは眠っておられ、そのまま病室を出ようとすると、向かいのベッドの患者さんのご家族が声をかけてくださいました。「ゲンさんね、あなたのほかにはどなたも訪ねて来る人がいないようなの。どうか、来るのをやめないで、ゲンさんのところに引き続き来てあげてください」と。私は驚きました。「迷惑そうだから来ないで」と言われることはあっても、「来るのをやめないで」と言われるなど思ってもみなかったからです。その言葉に嬉しくて涙が出そうになりました。その方の言葉とお気持ちに力をいただき、「続けてお訪ねしよう」とこころに決めました。

そのころから、ゲンさんがポツリポツリと会話をしてくださるようになりました。あるとき、お母さんのことを懐かしそうに話してくださいました。「わしが九歳の時にお母さんが亡くなったんや。その時がいちばん悲しかったな。あれは四月やったな。小学校に桜の木があって、その桜が満開で、すごくきれいに咲いとったんや。わしは、病気のお母さんに、その桜を見せたくて、枝を一本折って持って行くと、『きれいだね〜』と喜んでくれて。その次の日にお母さんは亡くなった」と。

その後、ゲンさんは穏やかにお話をしてくださるようになり、私は「今日はどんなお話ができるかなあ」と、お会いするのが楽しみになっていたとき、関西で桜の開花宣言がなされたというニュースがありました。そこで、お部屋を訪ねたときに、「関西でも桜の開花宣言がされたみたいですよ」とお話をすると、ゲンさんの目が大きくなり、パッと表情が明るくなられました。「桜は良い。わしが住んどった家からも桜の木が見えたんや」と教えてくださいました。

その日からゲンさんはよくお話をしてくださるようになりました。私が桜の写真を何枚か持って行くと、とても喜び、ベッドに飾ってくださいました。そして、ゲンさんはご自身の気持ちを少しずつ語られるようになりました。「なんでこんな病気になったのか、なんぼ考えても思いつきやせん。今まで命かけて生きてきて、自分で自分をたたえたいよ。命も惜しいとは思わんよ。でも、なんでこんな苦しい病気になってしまったんだろうか。病気には勝てないわ。今まで四十年、それ以上になるかな。ひとりでがんばってきたんだ。なのに、病気になって死ぬなんて情けないなー」と。

ゲンさんは入院してから、ご自分が歩んできた人生を振り返りながら、病気の意味についてずっと問い続けておられたのだと思いました。繰り返し繰り返し問い続けても納得できる答えは見つけられなかったのです。ゲンさんに初めてお会いした日に言われた「神も仏もあるもんか！」との言葉を思い出しました。「ゲンさん、今まで精いっぱい歩んでこられたんですね」とお伝えするのが、その時の私の精いっぱいの言葉でした。

ゲンさんは穏やかにたくさんお話をしてくださるようになりましたが、同時にお身体はだんだんと弱っていかれました。私は、ゲンさんのことを神さまにお祈りしていることを思い切って話してみました。すると、ゲンさんは「それはありがたい」と言われたのです。それで、ゲンさんがこれまで精いっぱいがんばってきたことを神さまも知っておられると私は信じているとお話ししました。ゲンさんは「本当に嬉しいなぁ」と言って、そして、真剣な表情でこう話されました。「桜を見に行きたい。空想でもいいから桜を見に行こう。小学校の時、お母さんに届けたあの桜がいちばんきれいだった」と。その言葉に驚きましたが、ゲンさんと私は想像の旅に出かけることにしました。

ゲンさんの生まれは関東だったと以前聞いていたので、そのことを思い出しながら私は言いました。「ゲンさん、病院から抜け出して、まず新大阪駅に行きましょう。新幹線で関東まで行きますよ。」ゲンさんは「わかった」と目を閉じて言われました。「着きました。電車を乗り換えて、ふるさとの町まで行きますよ。」「町に着きました。次はどうしましょう？」と聞くと、ゲンさんは「バスで山道を行くんや」と言われたので、私たちはバスに乗り、山道を進みました。「小学校に着きましたよ。正門を通って校庭に出ましょう」と言いながら、私は自分が子どものころに通っていた小学校の光景を思い浮かべていました。

そして、私がこころの中で桜の木がある校庭を想像した瞬間、ゲンさんが大きな声で「わ〜！　きれいだな〜！」と言われたのです。私はびっくりして我に返りました。ゲンさんは目を閉じたまま、とても嬉しそうな表情をしておられました。ゲンさんと私は「桜が本当にきれいに咲いとる。あ〜、こんなきれいな桜が見れたら極楽だな」、「本当にきれいですね。満開ですね。日よりも暖かくて良いですね」、「いいね〜」などと言いながら、想像のお花見を楽しみました。

そのときのゲンさんは、まるで子どもに戻って、ふるさとの小学校の桜を見に行ったかのように楽しそうでした。そして、一緒にゲンさんのふるさとまで行ったつもりの私も、自分のふるさとの桜を見に行ったような気がしました。とても不思議な想像の旅でしたが、ゲンさんとの忘れられない思い出です。

ゲンさんは、「わしもお母さんと同じ、桜の季節に逝くんやなぁ」と静かに話されました。お身体がだんだんとしんどくなるなかで、ゲンさんは主治医の先生と看護師さんに付き添われ、病院の近くの満開の桜の木を見に行かれました。そして、お母さんがおられる天国に旅立っていかれました。

病院で子どもたちと過ごすなかで、ゲンさんと一緒に見に行った桜を思い出すことがしばしばあります。そして想像するのです。何十年か前、九歳だった小さなゲンさんは、満開の桜を見ながら「わ〜！　きれいだな〜！」と目を輝かせ、同時に、大好きなお母さんのことを想いながら、その小さなこころは不安と闘っていたのだろう、と。ゲンさんは病床で、ご自分の人生を振り返りながら子どものころのこころに戻っていかれたのかもしれないとも思います。

私たちは生きるなかで、いつのまにか様々な鎧《よろい》を身につけて生きているように思います。「こうありたい」「こうでなければならない」という鎧、様々な役割や責任を担う鎧、地位や権力という鎧など、たくさん重ね着をして自分が強くなった気になることもあれば、息苦しくなったり、窮屈に感じたりすることもあります。あるいは、そのことに気づかず走り続けていることがあるかもしれません。鎧を身に着けながらも走り続ける私たちの人生には、ときに、突然その歩みが断ち切られてしまったかのように感じる出来事が起こります。突然自分の身にふりかかってくる病もそうです。とてもつらい体験です。患者さんとお話をするなかで教えられることの一つは、そのような試練の中で、神さまは、身に着けてきた鎧を外すようにと私たちを導かれることがあるということです。背負ってきた重荷を神さまにゆだねていく作業とも言えるのでしょう。

鎧が一つ一つ外されていくその時に私たちが戻っていくのは、子どものころのこころ（子どものようなこころ）なのかもしれません。裸のこころを取り戻していくことであると言ってもよいかもしれません。幼いころに感じたぬくもりや温かさ、安心感、子どものころ本当はこうしてほしかった寂しさや悲しさ、そのような思いを抱えている裸の私が、大人になってもなお、鎧の下にはいるのではないかと思うのです。そのようなことを、ゲンさんを思い出しながら考えます。

病気とともに生きる子どもたちも、成長するなかで何かしらの鎧を身に着けていくのでしょう。我慢しなければいけないことや思いどおりにはならない現実を生きる彼らの「今」に一つでも温かい安心がありますように、たましいの平安がありますようにと神さまに祈らずにはいられません。子どもたちにいのちを与えてくださった神さまは、きっと彼らの人生の歩みを支え、彼らを背負いながら困難を一つ一つ共に乗り越えてくださると信じています。

「あなたたちは生まれた時から負われ
胎を出た時から担われてきた。
同じように、わたしはあなたたちの老いる日まで
白髪になるまで、背負って行こう。
わたしはあなたたちを造った。
わたしが担い、背負い、救い出す。」
(イザヤ書四六章三b〜四節、新共同訳)

16 「いまだからいえること」

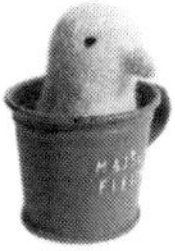

小児科で出会う子どもたちは、年月を重ねて大人へと成長していきます。継続的に医療的ケアが必要な子どもたちとは、小児病棟を卒業した後も続けて関わらせていただくことがあります。大人になった彼らからも、大切なことをたくさん教えていただいています。

Yちゃんとの出会いは、小学生だったYちゃんが小児病棟に入院していた時でした。とても明るい性格のYちゃんはみんなの人気者で、病棟のスタッフを巻き込んではクリニックごっこをし、病棟保育士さんと私はいつも彼女の患者さん役になり、処置を受けたり、注射を打たれたり、手術を受けたりしていました。

入退院を繰り返していたYちゃんは、いつも小さな猫のぬいぐるみと一緒でした。

あるとき、お母さんがその猫のぬいぐるみについて説明してくださったことがありました。超低出生体重児の赤ちゃんとして生まれたときのYちゃんと、そのぬいぐるみは同じ重さで、Yちゃんの親友であるということでした。ですから、入院する時はいつも一緒に連れて来て、共に手術や治療をがんばっていると教えてくださいました。そして、お母さんがその小さな猫のぬいぐるみを手渡してくださいましたが、「この小さくて軽い猫のぬいぐるみがYちゃんだったのか!?」と、衝撃を受けるとともに、小さな命がどれほど大切に育てられてきたのだろうかと非常に感動したのを今でもよく覚えています。

幼いころからたくさんの痛みを経験したYちゃんは、人の痛みに敏感で、好奇心旺盛なステキな女性に成長しました。成人したYちゃんとは、今でも毎月のように会ってお話をしています。

あるとき、幼いころ感じていたことだとお話ししてくれました。「小さいころ、運動会で自分だけ酸素を持って走らないといけなかったでしょ？　本当は、『なんでなんだろう？　なんで私だけ？』ってそんなふうに思っていました。『夜、ひとりで病室のベッドで寝ていて、自分は二十歳まで生きられるんだろうか？　生きられたとしても、入院ばかりするんだろうな』とか考えたりもしていました。ほかにも、学校のお友だちと同じようにはできないことが自分にはたくさんあって、『なんでなんだろう？』って、ずーっと思っていました。悔しいこともいっぱいありました。でも、小さかったから、言葉で自分の気持ちを表現することができなかったから、だれにも言えなかったんです。だけど、自分のこころの中で『どうして？』って問い続けていました」と。

小児病棟で笑顔で過ごしていたYちゃんが、そんなにも深く自分のいのちと向き合い、不安を感じながら過ごしていたのかと、私は驚くとともに、そのたましいの痛みの深さに自分は少しでもこころを向けていただろうかと反省する気持ちになりました。そして、子どものころに感じていた大切な思いを教えてくれたYちゃんから、深い学びを与えてもらったことに感謝しました。

中学生のころ、Yちゃんは病名を告げられたそうです。小さいころから「自分だけどうしてほかのお友だちと違うのだろう？」と感じていた疑問が解けたのは良かったけれども、自分の病気を知らされて大きなショックを受けたということです。Yちゃんは、ドクターに自分の病気のことをあらためて詳しく教えてほしいとお願いをして、先生が時間を設けてくれたのだそうです。「そのときに、先生からお話を聞いてわかったのはね、私がとっても大切な存在だってこと。それがわかって私は本当に感動したんだ」と話してくれました。小さいころから大好きで信頼している先生から伝えられ、病気のことだけでなく、Yちゃんの存在が尊いこと、そのことを彼女は深く受けとめて生きる力をもらったことに、私は感動しました。ご家族をはじめ、Yちゃんに関わるドクターたちや看護師さんたち、その他の医療スタッフたちが彼女の歩みを支え続けてきたことを教えられました。

子どもたちは、こころのつらさやもどかしさを「どうして？ なんで？」という問いとして自分の中にもち続けています。そうした問いは子どもたちのたましいの痛みです。そのことをYちゃんがあらためて教えてくれました。医療の場で子どもたちに関わる私たちは、そのことを心に留めて彼らと向き合いたいと願います。そうはいっても、私たちには子どもたちのこころを十分に受けとめることはできません。だからこそ、「どうして？」と問う子どもたちの存在をまるごと受けとめておられる神さまに祈る者でありたいと思うのです。

Yちゃんが綴った「いまだからいえること」というお話を抜粋して紹介します。


「いまだからいえること」

私は右手の親指がありません。「いつからないの？」とよく言われますが、「生まれた時からありません」と私は答えます。

この病気を説明するたび言われる言葉、

「かわいそ！」

確かにそうかもしれません。もしかしたら、こわい人もいるかも……

でも……私はこの病気が「大好き」です。

この病気を好きになったきっかけはたくさんのいじめの体験、
そして　はげましの言葉でした。

「右手でじゃんけんしてみろ！」とわざと言われたこと。一番つらい言葉……

みなさんは、〔この絵本を読んで〕こう思ったのではありませんか？

「右手の親指がなかったら、どんな不便があるの？」と。

たとえば右手のハサミを使うと、切りにくくて結局左手を使うし、給食のときお皿を持とうとすると、不安定になったりする。
それを少しでもやりやすくするために装具をつけて練習をしました。
いじめのこともあって、不便で……
「悪いことばっかりだな！」と思っていませんか？
良いことが……たくさんあるのです！
病院の先生が
「この装具お守りとして使って！」と言ってくれたり、
「この右手は、あなたが生きた証しなのよ」
と言ってくれたり……。
私が「この病気が大好き!!」な理由……
〔それは〕
あなたがそばにいてくれたから。
〔そして〕自分のことが大好き〔だから〕
あなたは今自分のことが大好きですか？

ここでお話は終わりなのですが、絵本の裏表紙にYちゃんはこのように綴っています。

これまで私を支えてくれたみなさん
本当にありがとうございました。
これからもこの病気と向き合い精一杯生きていきます。
どうかあたたかく見守ってくださるとうれしいです。

「わたしの目には、あなたは高価で尊い。
わたしはあなたを愛している。」

（イザヤ書四三章四節）

コラム 「Yちゃんからのメッセージ」

私は、多くの病気をもって生まれてきました。小さいころから入院や手術や検査などをたくさん経験してきました。

高校生になったときから絵本に興味をもち、絵本を読んだり、だれかに読んでもらったりすることが大好きになりました。そのうちに自分でも絵本を書くことに挑戦したいと思うようになりました。そして、自分の病気のことを絵本に書いてみたいと思うようになりました。自分の病気はたくさんありますが、特に私には右手親指がないことについて書こうと思いました。私の右手には親指がなく、四本指なのです。そのことについて、本音を言うと「知らなかった!」と言われることがいちばん理想的なのですが、これまでには、「右手、なんでないの?」と何度も聞かれたり、「右手でじゃんけんしてみろ!」と嫌な言葉を言われたりすることがありました。そのような言葉を聞いて、私は嫌な気持ちになりましたし、嫌いにもなりました。しかし、「教えてくれてありがとう」という温かい言葉をかけられることもあり、そのような言葉は私にとってとても嬉しいことでした。さらに、「教えてくれてありがとう」や「あなたが生きた証しなのよ」と言ってくれる方がたくさんいました。

私は、この病気を受け入れることにして、この病気がさらに大好きになりました。四本だけの指ではお箸が持てないし、はさみも使えません。不便なことが多いのは確かです。しかし、エレクトーンや手話などたくさんのことができることをぜひ知ってほしいと思います。

もし、あなたが私と同じように病気と闘っているなら、病気で何かを失ったからといって諦めないでください。この絵本を描いてから、少しずつですが、ミニイベントに参加させてもらったり、いろいろな人が、影響を受けて「感動作だ」と言ってくださったりします。本当にありがたいことです。

この絵本を通して、病気と闘っているすべての皆さんに少しでも生きる希望や勇気を与えられたらと思います。

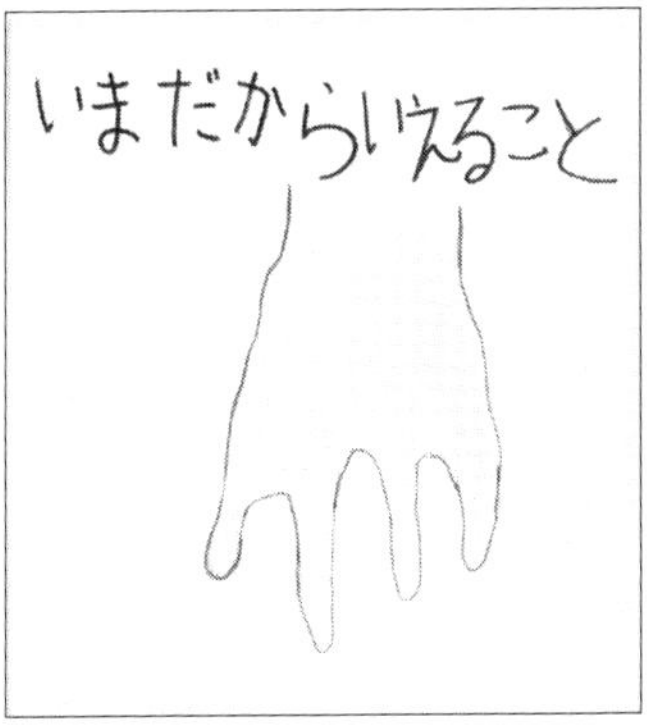

17

「神さま、なんでなん？」

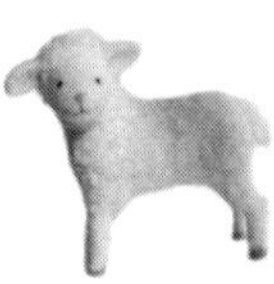

Ｚ君は、赤ちゃんのときから数えきれないほどの入退院を繰り返してきました。彼の病気はとても珍しいものだそうで、これまで数々の困難を乗り越えてきました。幼いころから多くの時間を病院で過ごしてきたＺ君にとって、病院スタッフは、ときにお父さんであり、お母さんであり、きょうだいのような存在なのではないかと思います。ドクターとの会話は、まるで親子の会話のようで、見ている私はハラハラすることがあります。

人とおしゃべりすることが好きなＺ君は、病室でもすぐにほかの患者さんと仲良くなり、仲良くなった患者さんの病状を気遣い、病室を訪ねては会話を楽しんでいました。幼いころから多くの痛みを経験してきた彼は、周りの患者さんのことを心から心配し、その痛みに寄り添います。病院スタッフのことも気遣ってくれます。Ｚ君は、ひとりで自分の病気と向き合う孤独を知っているので、周りの人の孤独に気づくことができるのだと思います。そして、受け身の治療や処置を受け続けてきたからこそ、人はひとりで生きるのではないことを知っているのでしょう。だからこそ、人とのつながりを大切にできるのかもしれません。

そんなZ君は患者さんたちからも、病院スタッフからもとても愛されている人だと私は思っています。いいえ、多くの人がZ君を通して、愛情を引き出してもらっているのです。もちろん私もZ君に支えられ教えられている者の一人です。そして、Z君も病院で出会う人たちのことや淀川キリスト教病院のことを大切に思ってくれているようです。Z君が、自分の出会ってきた病院スタッフのことや病院の歴史などを話してくれるときには本当に嬉しそうです。特に、小児病棟で過ごしていたころの思い出は、満面の笑みで「あのころは楽しかったなー」と懐かしそうに話してくれます。

以前、尊敬している牧師からステキなことを教えていただきました。「神さまの愛はな、毛穴から沁み通るんや。やから、病院におる子どもたちもキリスト教の話やお祈りを聞いて理解できなくても、神さまの愛はその子たちに沁み通ってるんや」と。その話を聞いて、私は真っ先にZ君のことを思いました。

小さいころからキリスト教病院で多くの時間を過ごしてきたZ君は、聖書のお話や聖書に登場してくる人物についても詳しく、聖書の物語を聞くのがとても好きです。聖書に登場する人物が何歳まで生きたのか、どこに埋葬されたのかなどを覚えていたり、ストーリーを熟知していたりと、聖書に描かれているお話に関する知識の豊かさにはいつも驚かされます。

お部屋を訪ねるときには、聖書のお話をよく一緒に読んで、お祈りの課題を聞くのですが、「一緒にお祈りしよう」と言うと、きまって「ええわ、先生があとでしといて」と断られてしまいます。けれども、あるときの入院から一緒によくお祈りをするようになりました。それはZ君にとって今まででいちばんショックな入院で、身体の機能が願ったように働いてくれない状態になったからでした。「『神さま、なんでなん？』って言いたい。神さまには悪いけど腹が立ってくる。なんで自分の願いは聞いてもらえないんやろ？」とZ君は繰り返し言いました。「僕の本当の願いはかなえられないことになっているんやとほんまに思った。自分は病気からは離れられない人生に選ばれたんだと思う。まだいけると思ってたのに、なんでやろ？　自分の身体にも腹が立つ。なんでもっと頑張られへんのや！　って言いたい」と。Z君の悔しさや不甲斐ない気持ちに、私は圧倒されました。そのとき、Z君が手を組んで祈った姿は忘れられません。

しばらくの入院を終え、Z君は退院しましたが、数か月後、再び入院せざるをえなくなりました。いつものようにお話をしていると、イエスさまの話題になり、Z君がこう言いました。「イエスさまはなんで十字架にかからんとあかんかってんやろ？　天の軍勢が来て助けることだって、きっとできたやろ？　でもなんで？」と。私は「本当にそうだよなあ」と思いながら、「イエスさまは、私らに生きてほしいんだよ。天の軍勢が来ることだってできただろうけど、イエスさまはそうはせずに、私らの罪を赦して、私らが生きるために、いのちを献げてくださったんだよ。イエスさまは、私らが人生で経験する『なんでなん？』を、命をかけて、十字架で全部背負ってくださったんだと私は思う」とお話ししました。

十字架上で「わが神、わが神、どうして」と叫ばれたイエスさまは、私たちの「どうして？」をご自分の「どうして」として、命をかけて引き受けてくださったのではないかと思います。人生には「神さま、なんで？」と言いたくなる時があります。私たちは、生きるなかでそのようなたましいの痛みを経験します。けれども、十字架を背負われたイエスさまのメッセージは、「あなたは罪人です」と私たちを責める言葉ではなく、「わたしはあなたに生きてほしい」という赦しといのちの言葉であると信じています。私たちはひとりで痛みを背負うのではなく、痛む私たちをイエスさまが背負って、たましいのやすらぎを与えてくださる、そのことをZ君は教えてくれました。手を組み、頭を垂れて神さまと向き合っているZ君の痛みをイエスさまが共に背負い、今日も共に生きてくださいますように、こころから祈っています。

「すべて疲れた人、重荷を負っている人はわたしのもとに来なさい。わたしがあなたがたを休ませてあげます。」
（マタイの福音書一一章二八節）

18

お父さん、お母さんの「どうして？」

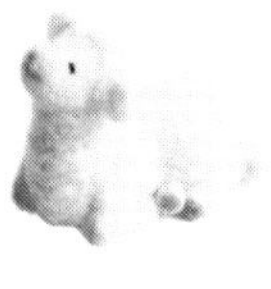

子どもたちが病気や怪我をして入院することになったり、生まれてきたお子さんに障がいがあるとわかったりするときには、多くの親御さんがたいへんなショックを受けます。お父さんやお母さんも、「どうして？」という深い、たましいの痛みを経験されています。それは、自分自身のこと以上につらい痛みであるかもしれません。私にとって病院での子どもたちとの出会いは、お父さん、お母さんたちとの出会いでもあり、親御さんたちのたましいの痛みを目の当たりにすることがあります。

私が淀川キリスト教病院に就職して一週間くらいのころ、小児病棟である親子に出会いました。お子さんはひどいアトピーで入院していました。ベッドサイドにお父さんがいて、声をかけてくださいました。どういうわけか、私がチャプレン室の者だということを知っていて話しかけてくださったのです。「一階の図書ラックに置いてあった聖書を読んだんです。そこには、イエス・キリストが重い皮膚病の人を癒やしたことが書かれていました。本当に神がいるなら、どうして、うちの子の皮膚は治してくれないんですか？」と言われました。その言葉に私は大きな衝撃を受けました。

「神がいるなら、どうして病気を癒やしてくれないのか？」

そのストレートな質問に対して私は何と答えたらよいのかわからず、本当に戸惑いを覚えました。「どうして癒やされないのかはわかりません。でも、病気を患うなかで神さまを信じて生きる人もいます」ということをお話ししたのは覚えていますが、かなりたどたどしい言葉でしかお話しできなかったと思います。そのような私の言葉は、そのお父さんのこころには届いていなかったと思いますし、とうてい納得できるものではなかったでしょう。そのことがよくわかったので、私は本当に打ちのめされた気持ちになりました。

何も言えなかったことが不甲斐なく、それを反省した私は、次の日にキリスト教のトラクトを持って再度病室を訪ねました。ところが一足遅く、すでにそのお子さんは退院していました。そのお子さんとお父さんと会ったのはその一度だけでした。けれども、私が初めて親御さんのたましいの痛みを教えていただいた大切な出会いでした。

小さいころから入退院を繰り返していたお子さんのお母さんは、病棟でよくお話をしてくださいます。いつもとても楽しくお話ししてくださるのですが、あるとき院内に飾られている聖書の言葉について話してこられました。「神さまは私たちに耐えられないような試練には遭わせないって書いてあったでしょ？　あの言葉、前にもどこかで見たことがあって、あ～、そうなんだ、ってちょっと気持ちが楽になったの。だからあの言葉が好きなのよ」と。

そこで、私は翌日、そのお母さんにキリスト教の本をお渡ししました。お母さんは「ありがとう。読んでみるね」と笑顔でおっしゃいました。そして、次にそのお母さんにお会いした時のことです。本に書かれてあったことに怒っておられたのです。「この本には、病気を受け入れることが大切みたいに書かれてあったけど。自分の病気なら受け入れられるかもしれないよ。でも、自分のいのちよりも大切なわが子の病気を受け入れろって言われても、受け入れられるわけないじゃない！」と。大切なわが子の病気にこんなにもつらい思いをし、傷つきながら、それでもいつも笑顔でお子さんに寄り添っておられるお母さんの愛情と、たましいの痛みを目の当たりにして、私は言葉が出ませんでした。ただただお母さんの言葉を、祈りながら聞いていました。

数年後、そのお母さんが私を訪ねて来てくださいました。聞くと、お子さんの同級生が入院するとのことでした。そのことで、入院するお子さんのお母さんが不安になっているとのことで、私のことを話したと言われました。

「あなたは揺るぎないものを信念としてもっているでしょ。だから、あのお母さんのお話を聞いてあげてほしいの。私も子どもが入院していたときに、あなたに話を聞いてもらって、気持ちが楽になったから。」この言葉を聞き、本当に驚きました。

「あ〜、あのとき、イエスさまが一緒にいてくださったのだ！　私は何もできなかったけれど、イエスさまがお母さんのたましいの痛みを受けとめてくださったのだ」と思い、とても感謝したことを思い出します。

生まれたときに障がいがあることがわかったお子さんのお母さんが、当時のことを振り返りながら教えてくださいました。他の病院では受け入れが難しくて、最終的に淀川キリスト教病院に来たこと、でも、死を覚悟していたことなどをお話ししてくださいました。私が「小児科の先生たちも祈りながら、お子さんのいのちを守るための処置を続けたのでしょうね」と話すと、お母さんの表情が変わり、こう言われました。「祈ったところで、どうにもならないじゃない！」と。お母さんのたましいの叫びであると私は思いました。けれども、それに対して私から気の利いた言葉など何も出てきませんでした。続けてお子さんのこと、お母さんのことをお祈りすることしかできませんでした。

けれども、そのお母さんは会うたびに「お祈りしててね」と言い、「うちの子も上手にお祈りするのよ」と話しながら、お子さんの両手を合わせて見せてくださいます。「お祈り」を通して、神さまの存在がお母さんの支えになっていますようにと私は祈っています。

お子さんと同室に入院している子どもたちがとても重い障がいのあることを知ったお母さんは、こう言われました。「今まで、重い障がいがあるお子さんたちと出会うことってなかったんです。でも、自分の子どもが入院して、同じお部屋のお子さんたちの様子を見て初めて知りました。それで、いのちをどう受けとめたらいいんだろうって考え始めたんです。キリスト教では、いのちをどのようにとらえているのか教えてください」と。私は、いのちは神さまが与えてくださったとキリスト教では信じていること、だから、どの人のいのちも尊く、神さまに愛されているいのちだと私は思っていることをお話ししました。

お子さんとのお別れが迫っていると感じられたお母さんから言われたことがありました。「今まで、いのちについて、死について、学校で学んだことはありませんでしたし、教えてもらったことはありません。だから子どもの死をどう受けとめたらよいのかわからないんです。神さまのいのちのことを教えてください」と。そのとき、お母さんと一緒に、神さまのいのちは死とともに消えてなくなるのではなく、天国に続くいのちなのだと、いのちの源である神さまにこころを向けることができたことは忘れられません。

お子さんの病気、障がい、怪我、死は、お父さん、お母さん、ご家族にとっても非常につらい経験であり、深い苦しみとなります。お子さんのいのちを通して、ご家族も自分自身のいのちと向き合わされる時でもありますし、生きる意味を問い、問われる時でもあります。そして、人生の価値観が揺らいでしまう深い、たましいの痛みを経験することもあるのです。お子さんのそばで、お母さんやお父さんは無力さを痛感し、ときには後ろめたい思いにこころ痛めながら過ごしておられます。そのようなご家族のたましいの痛みを目の当たりにすると、私は、何もできない自分の無力さ、未熟さを思い知らされます。けれども、何もできない者として、それでも神さまを信じる者として、その痛みのそばにいさせていただきたいと願います。そして、お母さんやお父さん、ご家族と一緒に、祈りをもって、お子さんのいのちをいつくしむ者でいさせていただきたいと思っています。

「あなたがたを襲った試練で、人間として耐えられないようなものはなかったはずです。神は真実な方です。あなたがたを耐えられないような試練に遭わせることはなさらず、試練と共に、それに耐えられるよう、逃れる道をも備えていてくださいます。」

（コリントの信徒への手紙Ⅰ 一〇章一三節、新共同訳）

19 医療者のスピリチュアルペイン（たましいの痛み）

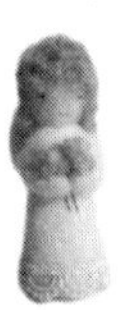

病院では、実にたくさんの職種のスタッフが働いています。医師、看護師、薬剤師、管理栄養士、リハビリテーションスタッフ、心理士、レントゲン技師、病棟クラーク、事務系スタッフなどなど、ほかにもたくさんの専門分野のスタッフが患者さんを支えています。子どもたちの関わるスタッフとしては、保育士さんたちや、ナースエイドさんたち、そしてボランティアさんたちが活躍しています。その各専門分野のスタッフがお一人の患者さん、患児と向き合い、様々な面からサポートし、援助しようと日々奮闘しています。

病院のスタッフにとっても、患者さんとの出会いは、いのちと深く向き合わされる経験であり、ときに、たましいの痛みを経験する出会いともなります。医療スタッフも、患者さんや病院でがんばる子どもたちと同じく、たましいの痛みをもつ存在なのです。

子どもたちに関わる看護師さんたちと折に触れて、看護の中で経験する医療者のたましいの痛みについて話し合っています。その話し合いの中で出てきたことを少しご紹介します。

〈子どもが生まれたことの意味〉

小児病棟では、虐待や不適切養育と判断されたお子さんが入院することがあります。また、NICU（乳幼児集中治療室）では、望まれない妊娠・出産のために養育をしないと親が判断することもあります。また、お子さんに深刻な病気が見つかり、自分たちの子どもとして育てることを拒否する場合もときにあります。

そのような場面に直面しながら、子どもたちの入院生活のお世話をするときに思うことは、「子どもがそのご家族のもとに生まれてきたことの意味」です。子どもは、大切にされるために生まれてきたと信じたい医療者とは別の価値観があることを受けとめきれない時が実のところあります。

〈価値観の相違が生じたとき〉

治療方針に対する価値の相違が医療者とご家族の間に生じた場合、医療者として必要と判断した治療や処置が保護者の判断で施されない状況になることがあります。そこにはおのずとジレンマが生じます。看護師として「なぜ？」という疑問が湧き上がってくるのは、お子さん自身が病気を十分に理解できず、意思を明確に伝えることができない時です。年齢や障がいなどが、子どもの理解と意思決定を阻むときに、「○○ちゃんは、本当はどうしてほしいと思っているのだろう？」と、答えの出ない問いへの苦しみを抱えることがあるのです。

〈日々の看護のなか〉

日々、看護師として子どもたちやご家族に接しているときにも、スピリチュアルペインは潜んでいます。特に、今のコロナ禍で、ご家族が入院しているお子さんのそばにいることができない状況が三年も続いています。感染拡大防止に医療者として努めることの正義と、親と一緒にいることの子どもの権利を阻害していることへの葛藤を医療者は抱えています。看護師は、そのような葛藤を抱えたまま、家族と会えない絶望感を表すような子どもたちの泣き声や、「ママがいい！」と繰り返される叫び声を聞くたびに、「そうだよね、つらいよね」と思いながら、自分が子どもの安寧のために尽くすことができない業務の忙しさに溺れていることを痛感します。家族からはクレームという形で、子どもに会えないストレスを受け取ることもあります。

頭の中で理屈として仕方がないと割り切ることは少ないのかもしれません。けれども、看護師として子どもを大切にしたい、ご家族にも誠実でありたいと思い、こころを遣っているからこそ感じる痛みがあります。それが、看護師がもつスピリチュアルペインなのかもしれません。

医療者は、日々たくさんの「やらなければならないこと（do）」を緊張感の高い医療現場でこなしながら、同時に、一人の人間として患者さんのいのちとも向き合っています。葛藤を抱えながら、ときには涙をこらえながら、自分たちのいのちを削りながら、患者さんのいのちを支えようと奮闘している医療者の姿には、いつも心を打たれます。こころから尊敬の思いをもちます。病院で働く一人ひとりのスタッフの存在がとても尊いのです。

子どもたちは年齢に関わらず、生きるなかでたましいの痛みを経験しています。特に病院は、いのちと向き合わされる場であり、生きる意味を問うたり、自分の存在価値について考えたりする機会が多いところです。入院中は身体的な痛みに加え、恐怖や心細さを味わいながら、受け身である体験が多く、自信をなくしてしまったり、自己否定をしてしまったりすることもあります。病院でのそのような経験や、病気や障がいと共に生きることは、身体の痛みだけでなく、こころの痛み、たましいの痛みとも深くつながっていると私は思います。まさに自分の存在（be）に関する痛みです。そのような痛みに寄り添うためには、関わろうと努める者自身が「人は何かができること（do）で価値をはかられる存在ではなく、存在そのもの（be）が尊いのである」という神さまのまなざしに深く根ざしていることが大切であると思うのです。

患者さんたちとの出会いから深く教えていただきました。病院では多くの患者さんが入院し、治療を受けています。医療者ではない私には、そうした患者さんと出会うたびに、出会っても、できることがないことを思い知らされます。患者さんたちと出会う「お祈りしています」と言い、お話をお聞きするほかには何もできないのです。そのようななかで、私は次第に「お祈りしています」と言う自分の言葉にうさん臭さを感じるようになりました。それで、私は神さまに訴えました。「祈っても、祈っても、病気は良くならないじゃないか！」「神さまを信じても病気は治らないじゃないか！「お身体がしんどいなかで、神さまのことを聞くことなどできないじゃないか！そうなら、信じることもできないじゃないか！」「患者さんを苦しめないでください！」そう祈りましたが、患者さんたちのつらい状況は変わらないことを毎日見ました。「神さま、どうしてですか？　あなたは何も見ていないのですか？」と訴え続ける毎日でした。今思えば、それは私のたましいの痛みでした。

「神さま、人はどうして病気にならないといけないのですか？」という問いがずっと私のこころの中にへばりついていましたが、そのことを考えながら院内を歩いていたある日、ふと気がついたのです。「なぜ人は病気になるのかなどということは、私なんかにはわからないのだ」と。そう思うと同時にわかったのです。「私には、病気の理由はわからない、でも、私たちがどうあろうとも、神さまが私たち一人ひとりのことを、命を捨ててもよいほどに大切に思っておられることだけは知っているじゃないか。だから、私は、そのことだけを握りしめて患者さんのところに行かせてもらおう」と、そう思えました。するとびっくりするほど気持ちが楽になったことは本当に驚きでした。

医療者とは違い、何もできない私に神さまが教えてくださった、存在（be）としての人の尊さへの神さまのまなざしでした。

私は、この神さまのまなざしに立って（へっぴり腰でも良いので……）、患者さんや子どもたち、ご家族、そして医療スタッフも一緒に、神さまのほうにこころを向けたいと願っています。けれども、やはり私は弱い者で、「自分も何かできる者でありたい、何者かでありたい」と、ないものねだりをしてしまったり、できない自分を恥じてしまったり、だれかを羨ましく思ってしまうこともあります。そのたびに、「あなたはどこに立っているのか？」との神さまの声がこころに響いてくるような気がして、ハッとさせられます。そして、そこに立ち返るきっかけをくれるのは、決まって病院で出会う子どもたちなのです。本当にありがたいことです。

私は、子どもたちとともに「神さま、なんで？」と問い続ける者でありたいと願います。「神さま、なんで？」との叫びは、私たちから神さまへのたましいからの祈りであるからです。神さまはその祈りを一つ一つ大切に受けとめ、私たちの〝生きる〟

を支えてくださると信じています。

「わたしを呼べ。そうすれば、わたしはあなたに答え、あなたが知らない理解を超えた大いなることを、あなたに告げよう。」
（エレミヤ書三三章三節）

おわりに

ニュージーランドに留学をしていたとき、初めてお会いした宣教師さんにこう言われました。「きみは将来、子どもたちへの伝道の働きをすることになるよ」と。私は「なにをおっしゃっているのだろう?」と、不思議に感じました。その後、その方のことばを私はすっかり忘れていました。

淀川キリスト教病院伝道部(当時)に就職した私は、前任者からの引き継ぎで小児病棟の担当になりました。そこから子どもたちとの出会いが始まりました。医療現場での子どもたちとの出会いは奇跡にあふれており、神さまからのプレゼントであると実感しています。子どもたちとの出会いを経験するなかで、あの宣教師さんのことばを思い出し、神さまの導きの不思議さを実感しました。そして、神さまは私たちの人生を導く方であり、出会いを通して豊かな実を結ばせてくださる方なのだと知りました。

病院で出会う子どもたちとの大切なエピソードを連載として『月刊　いのちのことば』に掲載することには当初迷いがありました。しかし、子どもたちやお母さんたちにそのことを話すと、皆さん喜んで「ぜひ書いてください」と言ってくださいました。鍋谷まこと先生は「書いたらいい。楽しみにしているよ」と言って、私の背中を力強く押してくださいました。子どもたちやご家族、患者さんたちとの関わりを、祈りをもって見守り続けてくださる藤井理恵先生は、連載、書籍化を自分のことのように喜んでくださいました。小児病棟、こどもホスピス病棟で共に働くスタッフのみなさんにはどれほど支えられてきたことか……ことばでは表しきれません。

また、素敵な装幀を作ってくださった長尾契子さん、かわいい表紙の写真と作品を提供してくださった羊毛フェルト作家の泉谷千賀子さんとの不思議な出会いもありました。編集担当の長沢俊夫さんはたくさん赤ペン先生をしてくださいました。この『神さま、なんで？』という本は、皆さんの想いによって紡がれ形になったのです。神さま、おひとりおひとりの大切な想いをありがとうございます。

子どもたち、ご家族に心からの感謝を込めて。

久保のどか

＊聖書 新改訳 2017© 2017 新日本聖書刊行会

神さま、なんで？
——病院の子どもたちと過ごす日々

2023年3月31日 発行

著　者　久保のどか

印刷製本　日本ハイコム株式会社

発　行　いのちのことば社

〒164-0001 東京都中野区中野2-1-5
電話 03-5341-6922（編集）
03-5341-6920（営業）
FAX03-5341-6921
e-mail:support@wlpm.or.jp
http://www.wlpm.or.jp/

ISBN 978-4-264-04424-6